受験生の皆さんへ

　過去の問題に取り組む目的は、(1)出題傾向(2)出題方式(3)難易度(4)合格点を知り、これからの受験勉強に役立てることにあります。出題傾向などがつかめれば目的は達成したことになりますが、それを一歩深く進めるのが、受験対策の極意です。

　せっかく志望校の出題と取り組むのですから、本番に即した受験対策の場に活用すべきです。どうするのか。

　第一は、実際の入試と同じ制限時間を設定して問題に取り組むこと。試験時間が六十分なら六十分以内で挑戦し、時間配分を感覚的に身に付ける訓練です。

　二番目は、きっちりとした正答チェック。正解出来なかった問題は、正解できるまで、徹底的に攻略する心構えが必要です。間違えた場合は、単なるケアレスミスなのか、知識不足が原因のミスなのか、考え方が根本的に間違えていたためのミスなのか、きちんと確認して、必ず正解が書けるようにしておく。

　正答が手元にある過去問題にチャレンジしながら、正解できなかった問題をほったらかしにする受験生もいます。そのような受験生に限って、他の問題集をやっても、間違いを放置したまま、次の問題、次の問題と単に消化することだけに走っているのではないかと思います。過去問題であれ問題集であれ、間違えた問題は、正解できるまで必ず何度も何度も繰り返しチャレンジする。これが必勝の受験勉強法なことをお忘れなく。

入試問題検討委員会

【本書の内容】

1. 本書は過去6年間の問題と解答を収録しています。薬学科(6年制)の試験問題です。
2. 英語・数学・化学の問題と解答を収録しています。尚、大学当局より非公表の問題は掲載していません。
3. 当社の本書解説執筆陣は、現在直接受験生を教育指導している、すぐれた現場の先生方です。
4. 本書は問題の微細な誤りをなくすため、実物の入試問題を各大学より提供を受け、そのまま画像化して印刷しています。

　尚、本書発行にご協力いただきました先生方に、この場を借り、感謝申し上げる次第です。

目　　次

			問題	解答
平成30年度 ［Ⅰ期A日程 試験掲載］	英　語		1	33
	数　学		17	36
	化　学		20	38
平成29年度 ［Ⅰ期A日程 試験掲載］	英　語		1	34
	数　学		15	36
	化　学		18	38
平成28年度 ［Ⅰ期A日程 試験掲載］	英　語		1	37
	数　学		15	40
	化　学		19	43
平成27年度 ［Ⅰ期A日程 試験掲載］	英　語		1	32
	数　学		13	34
	化　学		16	37
平成26年度 ［Ⅰ期A日程 試験掲載］	英　語		1	31
	数　学		13	33
	化　学		18	35
平成25年度 ［Ⅰ期A日程 試験掲載］	英　語		1	29
	数　学		13	30
	化　学		16	32

平成30年度

平成30年度

問 題 と 解 答

英 語

問題

30年度

I 次の英文を読み，下の問い（問1～問5）に答えよ。

The latest story in modern food production is the *vegetable factory. *Idle factories and other similar facilities are （　ア　） converted for use as vegetable *gardens.　Plants grow under artificial light, such as *fluorescent or LED lighting, which replaces natural sunlight.　The environment within the factory is also controlled （　イ　） carefully as possible.　Temperature, *humidity, and carbon dioxide emissions are all *regulated for optimum growth.　(a)The plants are cultivated not in soil, but in a special solution that supplies all the vital nutrients plants require.

Lettuce is one of the major crops cultivated in these vegetable factories. Though the price for factory-grown lettuce is slightly higher than (X)that for lettuce grown on farms, (b)factory lettuce has fewer germs, so there is little need for agricultural chemicals.　(Z)Of the half million tons of lettuce produced in Japan (c)annually, about 0.6 percent comes from vegetable factories.

The controlled environment of the vegetable factory also means that vegetables can be grown year-round, *ensuring (d)a stable supply of *produce and possibly reducing the need （　ウ　） import vegetables from other countries.　However, *refitting a vacant factory or building a new one to grow vegetables is expensive, and (e)owners cannot expect to see a return on their investment for several years.

*The Ministry of Agriculture, Forestry and Fisheries (MAFF) supports the expansion of vegetable factories.　In Japan in 2009, (f)there were 30 vegetable factories growing produce under artificial light and another 20 factories, similar to glass greenhouses, using natural sunlight.　（　エ　）the near future, (g)MAFF hopes to see the number of vegetable factories triple and production costs reduced by 30 percent.

As *an added benefit, vegetable factories *afford businesses the opportunity to supply (Y)them with *subsidiary equipment.   Also, experts in sales and (h)distribution are needed to develop special *marketing campaigns. (i)In some cases where an existing factory cannot be converted, construction companies are *stepping in to (j)erect new buildings, specially designed for the production of vegetables.

Vegetable factories represent a natural *outgrowth of (k)several earlier developments in the way we produce food.   The use of artificial light to replace natural sunlight first gained acceptance in the 1980s. （　オ　）, in the late 1990s, (l)new hydroponic technologies allowed us to grow plants in liquids rather than in soil.   Perhaps the vegetable factory can be seen as just another step along the way to growing vegetables on spaceships or other planets.

(出典：ジョアン・ペロケティ，千葉剛，鄭耀星，本間章郎，木下ひろみ，福岡賢昌.『繁栄する日本』．南雲堂.)

(注)　*vegetable factory：野菜工場

　　　*Idle ＜ idle：使用されていない

　　　*garden(s)：畑

　　　*fluorescent：蛍光灯の

　　　*humidity：湿度

　　　*regulated for optimum growth：最も良く育つように調整されている

　　　*ensuring ＜ ensure：確実なものにする

　　　*produce：農産物

　　　*refitting ＜ refit：改修する

　　　*The Ministry of Agriculture, Forestry and Fisheries (MAFF)：
　　　　　　　　　　　　　　　　　　　　　　　　　　　　　農林水産省

　　　*an added benefit：追加の特典

*afford businesses the opportunity：企業に〜する機会をもたらす

*subsidiary equipment：助成金による設備

*marketing campaign(s)：販売運動

*stepping in ＜ step in：乗り出す

*outgrowth：結果

問1　空欄 （　ア　）〜（　オ　）に入れるのに最も適したものを，それぞれ下の①〜④のうちから一つずつ選べ。

空欄 （　ア　）　　| 1 |
① been　　② being　　③ having　　④ had

空欄 （　イ　）　　| 2 |
① by　　② such　　③ too　　④ as

空欄 （　ウ　）　　| 3 |
① into　　② to　　③ not　　④ but

空欄 （　エ　）　　| 4 |
① Then　　② Under　　③ Than　　④ In

空欄 （　オ　）　　| 5 |
① When　　② Generally　　③ Then　　④ While

問2　下線部(a)～(l)の日本語訳として最も適切なものを，それぞれ下の①～④のうちから一つずつ選べ。

下線部(a)　　6

① 野菜は土の中ではなく，野菜が必要とする必須の栄養を供給する特別な溶液の中で栽培される。

② 野菜は土の中ではなく，特別な溶液の中で育つ。その需要は，全ての重要な栄養として植物が求めるものである。

③ 野菜は土の中で栽培されるのではないが，特別な溶液があり，重要な栄養価のある野菜が育つ。

④ 野菜は土の中ではなく，重要な栄養価のある野菜が必要としている溶液の中で栽培される。

下線部(b)　　7

① 野菜工場のレタスには細菌が多少いるため，農薬の必要性がやや高い

② 野菜工場のレタスにつく細菌の量は少ないため，農薬の種類は少なくて済む

③ 野菜工場のレタスには多少，細菌がいるため，農薬の必要性は減らない

④ 野菜工場のレタスには細菌がほとんどいないため，農薬もほとんど必要ない

下線部(c)　　8

① 実は　　　　② 去年　　　　③ 国内で　　　　④ 毎年

下線部(d)　　9

① 必須の需要　　　　　　② 安定した供給

③ さまざまな提供　　　　④ 大量の需要

下線部(e)　　10

① 経営者は，長年の間，収益が戻ってくることを振り返って期待することができない

② 経営者は，投資に対する収益を，数年の間は期待することができない

③ 経営者は，投資を振り返って考えても，収益のことは長年の間は期待できない

④ 経営者は，投資を振り返って見たとき，数年の間は栽培技術の向上に期待を持てない

下線部(f)　　11

① 野菜工場は30ヶ所存在し，それとは別に，人工の光によって20ヶ所で農作物を栽培していた。それは自然の太陽光を使用するガラス製の温室栽培に似ていた

② 人工の光または別のものによって農作物を栽培する野菜工場は30ヶ所存在し，さらに他の20ヶ所は，自然の太陽光を使用するガラス製の温室工場に似ていた

③ 人工の光によって農作物を栽培する野菜工場が30ヶ所と，その他に，ガラスでできた温室のように自然の太陽光を使用する野菜工場が20ヶ所あった

④ 人工の光によって農作物を栽培する野菜工場が30ヶ所存在し，それらのうち20ヶ所は太陽光を使用するガラス製の温室に似ていた

下線部(g)　　12

① 農林水産省は，野菜工場の数が３倍になるところを見たいと望み，生産コストは30% 減少した

② 農林水産省は，野菜工場の広さが３倍に拡大する様子を見たいと望み，生産コストは30% 減少した

③ 農林水産省は，野菜工場の広さが３倍に拡大し，生産コストが30% になる様子を見たいと望んでいる

④ 農林水産省は，野菜工場の数が３倍になり，生産コストが30% 減少するのを見たいと望んでいる

下線部(h)　　13

① 協調　　　② 流通　　　③ 尽力　　　④ 経営

下線部(i)　　14

① いくつかの場合においては，工場の存在価値を変えるわけにはゆかないので

② ある場合においては，現存する工場の位置を変えられず

③ 現存する工場を改装できない場合には

④ いくつかの場合においては，工場の現状を変えられないという理由で

下線部(j)　　15

① 野菜の生産のために特別に設計された，新しい建物を建てる

② 新しい建物を建て，特に，野菜の生産のための設計をする

③ 新しい建物を建て，特別の計画を野菜の生産のため実行する

④ 野菜の特別生産のため，新しいデザインの建物を建てる

下線部(k)　　16

① 我々が食物を生産する道のりに沿って生じた，昔からあるいくつもの開発

② 食物を生産しながら進む道のりにおいて，以前からあったいくつもの開発

③ 我々が食物を生産するにしたがって生じた，いくつもの開発

④ 食物を生産する手段において，以前からあったいくつもの開発

下線部(l)　　17

① 新しい水栽培の技術が許可され，土の中ではなく，水の中で野菜を栽培できるようになった

② 新しい水栽培の技術により，我々は土の中ではなく，水の中で野菜を栽培できるようになった

③ 新しい水栽培の技術が許可され，我々は土の中ばかりでなく，より多くの水の中で野菜を栽培できるようになった

④ 新しい水栽培の技術により，我々は土の中と同様に，水の中で野菜を栽培できるようになった

問3　二重下線部(X)that と (Y)them が指し示す内容として最も近いものを，それぞれ下の①～④のうちから一つずつ選べ。

二重下線部(X)that　　18

① the factory　　② the major crop

③ the price　　④ the agriculture

二重下線部(Y)them　　19

① The Ministry of Agriculture, Forestry and Fisheries (MAFF)

② special marketing campaigns

③ experts

④ vegetable factories

問4　波線部(Z)Of the half million tons に含まれる Of と同じ用法の of を含む英文を，下の①〜④のうちから一つ選べ。　20

① The famous actor died of lung cancer when he was 80.

② Tom is the youngest of four children in the family.

③ People were deprived of their political rights in those days.

④ Many people resisted the idea of starting early on that project.

問5　本文の内容を考え，次の［1］〜［5］の空欄　21　〜　25　に入れるのに最も適したものを，それぞれ下の①〜④のうちから一つずつ選べ。

［1］ About　21　tons of lettuce are produced in vegetable factories in Japan.

　　① 3,000　　　② 30,000　　　③ 6,000　　　④ 60,000

［2］ Vegetable factories can provide us with crops regardless of seasons. This fact may bring us a possibility to reduce　22　.

　　① the costs of growing vegetables by 30%

　　② our dependency on imported vegetables

　　③ the investment to construct vegetable factories

　　④ the number of glass greenhouses

［3］ MAFF expects that the production costs in vegetable factories will　23　.

　　① soar　　　② decrease　　　③ increase　　　④ disappear

［4］ Construction companies sometimes help those who are interested in the vegetable factory business　24　setting up buildings for growing vegetables.

　　① what　　　② after　　　③ which　　　④ with

[5] Considering the process of developing vegetable factories, we can hope that someday we will ☐ 25 ☐ .

① develop special marketing campaigns

② provide subsidiary equipment

③ produce vegetables inside spaceships

④ produce vegetables even in winter

II 次の問1～問8のそれぞれの英単語について，最も強く発音される音節の番号を一つずつ選べ。

問1 fa-cil-i-ty ☐ 26 ☐
① ② ③ ④

問2 ar-ti-fi-cial ☐ 27 ☐
① ② ③ ④

問3 ben-e-fit ☐ 28 ☐
① ② ③

問4 ben-e-fi-cial ☐ 29 ☐
① ② ③ ④

問5 re-pro-duc-tive ☐ 30 ☐
① ② ③ ④

問6 en-vi-ron-men-tal ☐ 31 ☐
① ② ③ ④ ⑤

問7 de-vel-op-ment ☐ 32 ☐
① ② ③ ④

問8 ag-ri-cul-ture ☐ 33 ☐
① ② ③ ④

Ⅲ 次の問1～問2のそれぞれの英単語について，最も強く発音される音節の位置が同じものを，下の①～④から一つずつ選べ。

問1 cam-paign 34
① im-age ② re-ply ③ of-fer ④ ef-fort

問2 de-vel-op 35
① in-tro-duce ② man-age-ment
③ in-di-cate ④ in-ter-pret

Ⅳ 次の問1～問10のそれぞれの英単語について，下線部の発音が同じものを，下の①～④から一つずつ選べ。

問1 modern 36
① policy ② both ③ only ④ most

問2 factory 37
① danger ② label ③ pattern ④ watch

問3 carbon 38
① hard ② war ③ warn ④ dirty

問4 cultivate 39
① confuse ② full ③ sugar ④ rough

問5 major 40
① arrow ② arrange ③ manager ④ lesson

問6 germ 41
① purpose ② sport ③ argue ④ source

徳島文理大学（薬）30 年度 （11）

問7　allow　　42
　　① arrow　　② throw　　③ blow　　④ drown

問8　design　　43
　　① leisure　　② lose　　③ decision　　④ measure

問9　chemical　　44
　　① approach　　② ache　　③ machine　　④ attach

問10　expensive　　45
　　① exist　　② expect　　③ executive　　④ exhaust

V　次の問1〜問5において，空欄　46　〜　50　に入れるのに最も適した
　ものを，それぞれ下の①〜④のうちから一つずつ選べ。

問1　With just 30 minutes left, everyone worked hard to get the work
　　　46　before the deadline.
　　① have done　　② doing　　③ done　　④ do

問2　When I told my baseball coach that my arm hurt, he recommended I
　　　47　a doctor at once.
　　① see　　② seen　　③ seeing　　④ to see

問3　Because of the economic slump, Judy had a lot of difficulty　48　a
　　job.
　　① be found　　② found　　③ finding　　④ find

問4　When I went to see Mr. Brzezinski in his office, I was made　49
　　for over an hour.
　　① waiting　　② to wait　　③ waited　　④ to waiting

問5　A large proportion of ▢50▢ the Japanese eat every day is imported from abroad.

　　① which　　　② that　　　③ where　　　④ what

VI　次の問１～問10において，空欄 ▢51▢ ～ ▢60▢ に入れるのに最も適したものを，それぞれ下の①～④のうちから一つずつ選べ。

問1　A: Your cat never seems to move from that sofa.

　　B: I know.　Her favorite ▢51▢ is lying there and watching my family.

　　① landscape　　② outlook　　③ hardship　　④ pastime

問2　Even though Patty is over twenty, she is often ▢52▢ for a high school student.

　　① taken　　　② caught　　　③ seen　　　④ thought

問3　My four-year-old daughter loves to play school.　She likes to ▢53▢ believe she is a teacher and her dolls are students.

　　① take　　　② hold　　　③ make　　　④ get

問4　One of the ▢54▢ for becoming a NASA astronaut is to have flown jet aircraft for at least 1,000 hours.

　　① advances　　　　　　② disadvantages

　　③ qualifications　　　　④ techniques

問5　A: Where is the Media Center Building?

　　B: Near the city hall.　It's tall and really ▢55▢ out.　You can't miss it.

　　① breaks　　　② cuts　　　③ makes　　　④ stands

問6 Tom's parents often told him that he could ☐56☐ whatever he wanted through hard work.

① indicate   ② accomplish   ③ appeal   ④ offend

問7 Buying a house is a serious matter. For a large percentage of people, it's the biggest ☐57☐ they ever make.

① support   ② credit   ③ purchase   ④ fund

問8 The problem at ☐58☐ is not whether consumption tax will be raised but how large the increase will be.

① risk   ② ease   ③ issue   ④ any

問9 Yesterday's speech by the Prime Minister was short and to the ☐59☐. He didn't speak for an hour like he did last time.

① limit   ② point   ③ contrary   ④ full

問10 The doctor said the patient had passed the ☐60☐ stage and was expected to make a rapid recovery.

① exact   ② secure   ③ critical   ④ firm

徳島文理大学（薬）30 年度 （14）

Ⅶ　次の問１〜問５の会話文を完成させるため，空欄 61 〜 65 に入れ
るのに最も適したものを，それぞれ下の①〜④のうちから一つずつ選べ。

問１　A: Ted, did you have a nice picnic with Mary?

　　　B: Not really, Mom.　The weather was OK, but the roast chicken I
　　　　 bought at the supermarket wasn't very good.

　　　A: I'm sorry to hear that.　 61 next time?

　　　B: Yes, that might taste better.

　① Will you go with Mary

　② Shall I drive you there

　③ How about making your own food

　④ Are you going to a different park

問２　A: Did anyone tell you about the meeting this afternoon, Jim?

　　　B: Meeting?　No, I haven't heard anything about it.

　　　A: The manager just decided to have it.　 It's at three o'clock.

　　　B: Well, I'm really busy today.　 I wish he had told me.

　　　A: Me, too.　 He should have sent an e-mail to everyone.

　　　B: He always does this.　 It's really inconvenient.　Now I have to
　　　　 change my schedule for today.

　　　B: Well, 62 　Maybe he could try to plan in advance better.

　　　A: Yeah.　 Let's go see him after the meeting.

　① we have a lot of free time today.

　② we knew about the meeting already.

　③ we should talk about it with him.

　④ we went to the last meeting.

問3　A: Hi.　Did your family just move into this house?

　　B: Yes.　I'm Susan.　Where do you live?

　　A: I live next door.　My name's Christine.

　　B: Are you in high school?

　　A: Yes, I go to Johnny Dewey High School.　It's a good school.

　　B: Oh, that's where I'm going.　But I'm a little nervous about meeting new people.

　　A: My classmates are very friendly.　　63

　　B: Thanks.　That would be nice.

① School has already started.

② We have to study hard.

③ I'll introduce you to them.

④ It's very far away.

問4　A: Welcome to Best Brand Computers, sir.　How can I help you?

　　B: Well, I'm not very good at using computers.　Could you help me find a good one?

　　A: Sure.　What do you want to use the computer for?

　　B: I want to send e-mail and use the Internet.　I won't use it for anything else.

　　A: Hmm.　You won't need a very fancy one for that.　How about this one?　It's a ZZZ 8900.

　　B: Oh, I've heard of ZZZ models before.

　　A: 　64　 this one should be perfect for you.

　　B: Great.　I think I'll take it.

① Since you won't be using the Internet,

② Since you don't need to use any advanced software,

③ Since it can do everything except send e-mail,

④ Since it is more expensive than the others,

問5　A: Excuse me.　I want to buy a HappySurfer's aloha shirt, but I can't find any here.

B: Oh, I'm sorry.　We don't have any left.

A: I see.　Do you know ┃　65　┃

B: Our store on Seaside Avenue should have some.

① how much they cost?

② when they'll arrive?

③ why they're so popular?

④ where I can get one?

数　学

問題　　　　　　　　　　　　　　30年度

[Ⅰ]　次の空欄をうめよ。

(1)　$0 \leqq \theta < 2\pi$ のとき，方程式 $\cos\left(\theta + \dfrac{\pi}{6}\right) = \dfrac{1}{2}$ の解は

$$\theta = \dfrac{\boxed{ア}}{\boxed{イ}}\pi, \quad \dfrac{\boxed{ウ}}{\boxed{エ}}\pi \quad \text{である。} \quad \left(\dfrac{\boxed{ア}}{\boxed{イ}}\pi < \dfrac{\boxed{ウ}}{\boxed{エ}}\pi\right)$$

(2)　$y = x^2 - 2x + k$ のグラフが，x 軸より切り取る部分の長さが 1 のとき，

$k = \dfrac{\boxed{オ}}{\boxed{カ}}$ である。

(3)　$\sqrt{x^2 + 39}$ が整数のとき，正の整数 x の値は $\boxed{キ}$，$\boxed{クケ}$ である。

(4)　B, U, N, R, I の文字が 1 つずつ書かれた 5 枚のカードを横 1 列に

並べる。B と U のカードが隣り合う確率は $\dfrac{\boxed{コ}}{\boxed{サ}}$ である。

(5)　$\displaystyle\sum_{k=1}^{23} \dfrac{k(k+3)}{(k+1)(k+2)} = \dfrac{\boxed{シスセ}}{\boxed{ソタ}}$ である。

[**II**]　平行四辺形 ABCD の辺 AB の中点を E，辺 AD を 2 : 3 に内分する点を F，BF と CE の交点を P とする。

$\overrightarrow{AB} = \vec{a}$，$\overrightarrow{AD} = \vec{b}$ とおくとき，次の空欄をうめよ。

(1)　$\overrightarrow{AF}$ を $\vec{b}$ を用いて表すと，$\overrightarrow{AF} = \dfrac{\boxed{ア}}{\boxed{イ}} \vec{b}$ である。

(2)　$\overrightarrow{BP} = t\overrightarrow{BF}$（ただし，$t$ は実数）とおくとき，

$\overrightarrow{CP}$ を $\vec{a}$，$\vec{b}$ を用いて表すと，

$\overrightarrow{CP} = -t\vec{a} + \dfrac{\boxed{ウ}\,t - \boxed{エ}}{\boxed{オ}} \vec{b}$ である。

(3)　$\overrightarrow{PE}$ を $\vec{a}$，$\vec{b}$ および t を用いて表すと，

$\overrightarrow{PE} = \dfrac{\boxed{カ}\,t - \boxed{キ}}{\boxed{ク}} \vec{a} - \dfrac{\boxed{ケ}}{\boxed{コ}} t\vec{b}$ である。

(4)　$\overrightarrow{CP} = k\overrightarrow{PE}$（ただし，$k$ は実数）とおくとき，

$k = \boxed{サ}$，$t = \dfrac{\boxed{シ}}{\boxed{スセ}}$ である。

[Ⅲ] 実数 x についての不等式

$$2x^3+6ax \leqq 3(a+1)x^2-4a, \quad (x \geqq 0 \ とする) \quad \cdots\cdots①$$

がある。このとき，次の空欄をうめよ。

なお，a は $a>0$ を満たす実数の定数とする。

(1) 関数 $f(x)=2x^3-3(a+1)x^2+6ax+4a$ とおく。このとき，

$$f'(x)= \boxed{ア} x^2 - \boxed{イ}(a+1)x + \boxed{ウ} a$$

である。

(2) (1)において，$a=1$ のとき $f'(x)$ は $\boxed{エ}$ を満たし，さらに，

$f(0)= \boxed{オ}$ である。

したがって，$a=1$ のとき，①には解が存在 $\boxed{カ}$ 。

$\boxed{エ}$ については，次の選択肢⓪〜④より最もふさわしいものを選べ。

⓪ $f'(x)>0$ ① $f'(x) \geqq 0$ ② $f'(x)<0$

③ $f'(x) \leqq 0$ ④ $f'(x)=0$

$\boxed{カ}$ については，次の選択肢⓪，①より当てはまるものを選べ。

⓪ する ① しない

(3) ①の不等式において，解が存在するのは，

$$\boxed{キ} < a \leqq \frac{\boxed{ク}}{\boxed{ケ}}, \quad a \geqq \boxed{コ}$$

のときである。

化 学

問題

30年度

> 必要があれば原子量は次の値を使うこと。
>
> H　1.0　　C　12　　N　14　　O　16
> Cl　35.5　　Cu　64　　Ag　108

[Ⅰ]　次の問い（問1～3）に答えよ。

問1　次の問い(ア)～(オ)にあてはまるものを，それぞれの解答群(1)～(5)のうちから一つずつ選べ。

(ア)　青緑色の炎色反応を示す元素　[1]

(1)　Li　　(2)　Na　　(3)　Ca　　(4)　Sr　　(5)　Cu

(イ)　ドライアイスが直接二酸化炭素の気体になる変化を表しているもの
[2]

(1)　融解　(2)　蒸発　(3)　昇華　(4)　沸騰　(5)　凝固

(ウ)　最外殻電子の数が5個である原子　[3]

(1)　B　　(2)　Cl　　(3)　Mg　　(4)　N　　(5)　Ne

（エ）　アルカリ土類金属である元素　　4

　　（1）　Mg　　（2）　Ca　　（3）　K　　（4）　Mn　　（5）　Na

（オ）　三重結合をもつ分子　　5

　　（1）　N_2　　（2）　Cl_2　　（3）　CO_2　　（4）　H_2O　　（5）　C_2H_4

問2　次の（ア）〜（エ）に最も適する分子を，下の（1）〜（6）のうちからそれぞれ一つずつ選べ。

（ア）　1分子中の電子の総数が最大の分子　　6

（イ）　非共有電子対の数が最大の分子　　7

（ウ）　分子中の価標の数が最大の分子　　8

（エ）　三角すい形の分子　　9

　　（1）　F_2　　　　（2）　HCl　　　　（3）　H_2O　　　　（4）　NH_3

　　（5）　C_2H_4　　（6）　CO_2

問3　標準状態で，エタン 6.0 g と酸素 22.4 L を混合し，エタンを燃焼させると，一方の気体の一部が未反応のまま残り，二酸化炭素と水が生じた。次の問い(ア)〜(ウ)に答えよ。

(ア)　反応せずに残る気体はどちらか。次の(1)，(2)のうちから一つ選べ。 10

　　(1)　エタン　　(2)　酸素

(イ)　生成する二酸化炭素の体積は標準状態で何 L か。最も適当な数値を次の(1)〜(0)のうちから一つ選べ。 11 L

　　(1)　2.2　　　　(2)　4.5　　　　(3)　6.7　　　　(4)　9.0
　　(5)　11　　　　(6)　13　　　　(7)　16　　　　(8)　18
　　(9)　20　　　　(0)　22

(ウ)　反応せずに残った気体の質量は何 g か。最も適当な数値を次の(1)〜(0)のうちから一つ選べ。 12 g

　　(1)　3.2　　　　(2)　6.4　　　　(3)　9.6　　　　(4)　13
　　(5)　16　　　　(6)　19　　　　(7)　22　　　　(8)　26
　　(9)　29　　　　(0)　32

[Ⅱ] 次の問い（問1～3）に答えよ。

問1 ヨウ化カリウムと過酸化水素の酸化還元反応に関する次の反応式と文章について，下の問い（ア）～（エ）に答えよ。

$$\boxed{13}\ I^- \longrightarrow I_2 + \boxed{14}\ e^- \qquad ①$$
$$\boxed{15}\ H_2O_2 + 2H^+ + \boxed{16}\ e^- \longrightarrow \boxed{17}\ H_2O \qquad ②$$
$$\boxed{13}\ I^- + \boxed{15}\ H_2O_2 + 2H^+$$
$$\longrightarrow\ I_2 + \boxed{17}\ H_2O \qquad ③$$
$$2KI + H_2O_2 + H_2SO_4 \longrightarrow I_2 + 2H_2O + K_2SO_4 \qquad ④$$

　　酸性水溶液中で（　a　）としてはたらく H_2O_2 は（　b　）である KI と反応し，ヨウ素 I_2 を生じて水溶液は（　c　）色から（　d　）色に変わる。この時の各反応は式①と②のように表される。式①と②の和から，酸化還元反応を表すイオン反応式③が得られる。この反応が硫酸酸性溶液中で行われる場合，式③の両辺に，式①で省略した（　e　）イオンと式②で省略した（　f　）イオンを加えて，酸化還元反応式④が完成する。

（ア）　化学反応式の空欄 $\boxed{13}$ ～ $\boxed{17}$ にあてはまる適切な数字を解答欄に記入せよ。ただし，係数が1になる場合，1の数字をマークせよ。

（イ）　文章中の空欄（　a　），（　b　）にあてはまる適切な語句はどれか。下の（1）～（2）のうちからそれぞれ一つずつ選べ。

　　　　　　　　　　　　　　　　　　（a）$\boxed{18}$　　（b）$\boxed{19}$

（1）　還元剤　　（2）　酸化剤

(ウ) 文章中の空欄（ c ），（ d ）にあてはまる適切な語句はどれか。下の(1)〜(4)のうちからそれぞれ一つずつ選べ。

(c) 20 (d) 21

(1) 褐 (2) 無 (3) 青 (4) 黄

(エ) 文章中の空欄（ e ），（ f ）にあてはまる適切な語句はどれか。下の(1)〜(4)のうちからそれぞれ一つずつ選べ。

(e) 22 (f) 23

(1) K^+ (2) H^+ (3) SO_4^{2-} (4) OH^-

問2 水素 H_2，黒鉛 C，エチレン C_2H_4 の燃焼熱はそれぞれ，286，394，1412 kJ/mol である。エチレンの生成熱はいくらか。最も適当な数値を次の(1)〜(0)のうちから一つ選べ。 24 kJ/mol

(1) −732 (2) −680 (3) −446 (4) −338 (5) −52
(6) 732 (7) 680 (8) 446 (9) 338 (0) 52

問3 下図のように，電解槽Ⅰに硝酸銀水溶液，電解槽Ⅱに塩化銅(Ⅱ)水溶液を入れ，電気分解を行った。次の問い(ア)～(ウ)に答えよ。

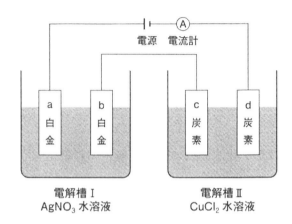

(ア) 電極 b に 5.4 g の銀が析出した。この電気分解で流れた電気量は何 C か。最も適当な数値を次の(1)～(0)のうちから一つ選べ。ただし，ファラデー定数を $F = 9.65 \times 10^4$ C/mol とする。 25 C

(1) 965 (2) 1930 (3) 2895 (4) 3860 (5) 4825
(6) 9650 (7) 19300 (8) 28950 (9) 38600 (0) 48250

(イ) 電極 d で析出する銅の質量は何 g か。最も適当な数値を次の(1)～(0)のうちから一つ選べ。 26 g

(1) 0.64 (2) 1.28 (3) 1.60 (4) 2.56 (5) 3.20
(6) 6.40 (7) 12.8 (8) 16.0 (9) 25.6 (0) 32.0

(ウ) 通電時間が60分とすると，電流計は平均何 A を示すか。最も適当な数値を次の(1)～(0)のうちから一つ選べ。 27 A

(1) 1.00 (2) 1.20 (3) 1.28 (4) 1.34 (5) 1.50
(6) 2.00 (7) 2.40 (8) 2.56 (9) 2.68 (0) 3.00

[Ⅲ] 次の問い（問1～4）に答えよ。

問1 ハロゲン元素に関する次の記述（a）～（e）について，その内容に誤りを含むものの組合せはどれか。下の（1）～（0）のうちから一つ選べ。 28

（a） ハロゲン元素の単体はすべて二原子分子であり，無色の物質である。

（b） ハロゲンの酸化力は原子番号が大きいほど弱くなり，F＞Cl＞Br＞Iの順である。

（c） ハロゲン化水素はいずれも無色・刺激臭をもつ気体であり，水によく溶ける。

（d） ヨウ素は常温で昇華性のある固体である。

（e） 塩酸は二酸化ケイ素を溶かすため，つや消しガラスの製造などに利用される。

（1）（a，b） （2）（a，c） （3）（a，d）
（4）（a，e） （5）（b，c） （6）（b，d）
（7）（b，e） （8）（c，d） （9）（c，e）
（0）（d，e）

問2 カルシウムの反応に関する次の図において，生成する化合物(A)〜(E)の化学式を，下の(1)〜(5)のうちからそれぞれ一つずつ選べ。

化合物(A) | 29 |　　化合物(B) | 30 |　　化合物(C) | 31 |
化合物(D) | 32 |　　化合物(E) | 33 |

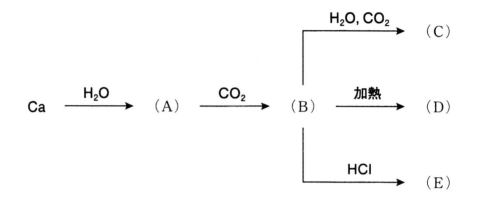

（1） $CaCl_2$　　（2） $Ca(HCO_3)_2$　　（3） $CaCO_3$　　（4） $Ca(OH)_2$
（5） CaO

問3　次の化学実験（実験1）〜（実験5）において，それぞれ発生する気体（ア）〜（オ）の化学式を，下の（1）〜（0）のうちからそれぞれ一つずつ選べ。

気体（ア）　**34**　　気体（イ）　**35**　　気体（ウ）　**36**

気体（エ）　**37**　　気体（オ）　**38**

（実験1）　銅と希硝酸を反応させると気体（ア）が発生した。

（実験2）　酸化マンガン（Ⅳ）に濃塩酸を加え，加熱すると気体（イ）が発生した。

（実験3）　塩素酸カリウムと酸化マンガン（Ⅳ）（触媒）の混合物を加熱すると気体（ウ）が発生した。

（実験4）　塩化アンモニウムと水酸化カルシウムの混合物を加熱すると気体（エ）が発生した。

（実験5）　塩化ナトリウムに濃硫酸を加えて加熱すると気体（オ）が発生した。

（1）　O_3　　　　（2）　O_2　　　　（3）　NH_3　　　（4）　NO

（5）　NO_2　　　（6）　N_2　　　　（7）　HCl　　　（8）　Cl_2

（9）　CO_2　　　（0）　CO

問4 次の(ア)～(エ)に示すそれぞれ3種類の金属イオンを含む溶液から，

[　　]内のイオンのみを沈殿として分離するのに適した試薬を，下の（1）

～（5）のうちからそれぞれ一つずつ選べ。ただし，試薬は十分に加えるものとする。

（ア） <u>39</u>　　（イ） <u>40</u>　　（ウ） <u>41</u>　　（エ） <u>42</u>

（ア）　Ag^+　　Cu^{2+}　　Al^{3+}　　[　Ag^+　]
（イ）　Fe^{3+}　　Al^{3+}　　Zn^{2+}　　[　Fe^{3+}　]
（ウ）　Ag^+　　Pb^{2+}　　Zn^{2+}　　[　Pb^{2+}　]
（エ）　Ba^{2+}　　Ca^{2+}　　Cu^{2+}　　[　Cu^{2+}　]

（1）　アンモニア水　（2）　水酸化ナトリウム水溶液　（3）　希硝酸
（4）　希塩酸　　　　（5）　硫化水素

[Ⅳ] 次の問い（問1～6）に答えよ。

問1　次の記述（1）～（5）の中から，正しいものを一つ選べ。　43

（1）　二重結合と三重結合を総称して，不飽和結合という。

（2）　酢酸エチルとアセトンは，ともに無臭である。

（3）　ヘキサンとベンゼンは，ともに水に溶けやすい。

（4）　シクロヘキサンは，通常舟形構造として存在している。

（5）　フェノールやナフタレンは，ともに常温・常圧で液体である。

問2　次の化合物（a）～（e）のうち，不斉炭素原子をもつ化合物が二つある。その組み合わせとして最も適切なものを，下の（1）～（0）のうちから一つ選べ。　44

（a）　$CH_3CH_2CH_2CH_2CH_3$

（b）　$CH_3CH_2CH(OH)CH_2CH_3$

（c）　$CH_3CH_2CH_2CH(OH)CH_3$

（d）　$CH_2(OH)CH(OH)CH_2(OH)$

（e）　$CH_3CH(NH_2)COOH$

（1）（a，b）　（2）（a，c）　（3）（a，d）

（4）（a，e）　（5）（b，c）　（6）（b，d）

（7）（b，e）　（8）（c，d）　（9）（c，e）

（0）（d，e）

問3 次の化学反応（1）〜（4）のうち，一般的に濃硫酸を触媒として用いると反応速度が大きくなるのはどれか。最も適切なものを一つ選べ。 　45

（1） $\bigcirc$ $\xrightarrow{H_2}$

（2） $\bigcirc$ $\xrightarrow{Cl_2}$ Cl

（3） OH COOH $\xrightarrow{HO-CH_3}$ OH COOCH₃

（4） NO₂ $\xrightarrow{H_2}$ NH₂

問4 次の芳香族化合物（a）〜（f）の中には，中性物質が二つある。その組み合わせとして正しいものを，下の（1）〜（0）のうちから一つ選べ。 　46

（a） $\bigcirc$—Br 　　（b） $\bigcirc$—NO₂ 　　（c） $\bigcirc$—NH₂

（d） $\bigcirc$—OH 　　（e） $\bigcirc$—COOH 　　（f） $\bigcirc$—SO₃H

（1）（a ， b） 　（2）（a ， d） 　（3）（a ， e）
（4）（a ， f） 　（5）（b ， c） 　（6）（b ， d）
（7）（b ， e） 　（8）（c ， d） 　（9）（c ， e）
（0）（c ， f）

問5 次の化学反応（1）〜（5）のうち，酸化反応，置換反応，付加反応として，最も適切なものをそれぞれ一つずつ選べ。

酸化反応 **47** 置換反応 **48** 付加反応 **49**

（1） トルエンに過マンガン酸カリウムを反応させて，安息香酸を得る。

（2） エチレンに塩素を反応させて，1,2-ジクロロエタンを得る。

（3） 酢酸エチルに水を反応させて，酢酸とエタノールを得る。

（4） マレイン酸を加熱して，無水マレイン酸を得る。

（5） ベンゼンに臭素を反応させて，ブロモベンゼンを得る。

問6 炭素，水素，酸素からなる化合物Aに対し，次の化学実験（実験1），（実験2）を行った。化合物Aの構造として，最も適切なものを下の（1）〜（6）のうちから一つ選べ。 **50**

（実験1） 1 mol の化合物Aを完全燃焼すると，水5 mol と二酸化炭素5 mol が生じた。

（実験2） 化合物Aを触媒の存在下，水素を用いて還元すると，不斉炭素原子をもつ化合物Bが得られた。

（1）

（2）

（3）

（4）

（5）

（6）

英　語

解答

30年度

I

〔解答〕

問1　（ア）②　（イ）④　（ウ）②　（エ）④　（オ）③

問2　下線部(a)④　　下線部(b)④　　下線部(c)④
　　　下線部(d)②　　下線部(e)②　　下線部(f)③
　　　下線部(g)④　　下線部(h)②　　下線部(i)③
　　　下線部(j)①　　下線部(k)④　　下線部(l)②

問3　二重下線部(X)　③
　　　二重下線部(Y)　④

問4　②

問5　［1］①　　［2］②　　［3］②　　［4］④　　［5］③

〔出題者が求めたポイント〕

問1

（ア）　are being converted は現在進行形の受動態。

（イ）　as ～ as possible「できる限り～」。

（ウ）　to import は形容詞用法の不定詞。the need を後ろから修飾する。

（エ）　in the near future「近い将来」。

（オ）　接続詞は入らないので、①、④は不可。Then「その後」が正解。

問4　波線部(Z)の Of は、「～のうち」の意味の「帰属」の of。

①　の of は「～が原因で」の「原因」の of。

②　の of は波線部(Z)と同じ「～のうち」の of。これが正解。

③　deprive A of B「A から B を奪う」という意味で用いられる「分離」の of。

④　the idea of ～「～という考え」という意味で用いられる「同格」の of。

問5　［1］　50万トン×0.6％を計算する。

［2］　設問訳　野菜工場は季節に関係なく作物を我々に供給できる。この事実は我々に、～を減らす可能性をもたらすかも知れない。

①　野菜を栽培する費用の 30％分

②　輸入野菜に対する我々の依存　→ 第3段落第1文に一致

③　野菜工場を建設する投資

④　ガラス温室の数

［3］　設問訳　農林水産省は、野菜工場の生産コストが～と予測する。

①　急上昇する

②　減る　→ 第4段落最終文に一致

③　増える

④　消える

［4］　help A with B「A の B を手伝う」。ここでは B が Ving なので、「A が～するのを手伝う」。

設問訳は、「建設会社は時々、野菜工場ビジネスに興味がある人が、野菜栽培用の建物を建築するのを手伝う」となる。

［5］　野菜工場を開発してきた過程を考えると、我々はいつの日か、～と期待できる。

①　特別な市場開拓キャンペーンを展開するだろう

②　助成金による設備を供給するだろう

③　宇宙船の中で野菜を作るだろう

④　冬でも野菜を作るだろう

〔全訳〕

　現代の食品生産における最新の話題は野菜工場だ。使用されていない工場や他の同様の施設が、野菜畑として使用するべく改造されつつある。植物は、自然光に代わる蛍光灯や LED 照明などの人工光のもとで成長する。工場内の環境も可能な限り注意深く管理されている。温度、湿度、および二酸化炭素の排出はすべて、最適な成長のために規制されている。(a)植物は土の中ではなく、重要な栄養価のある野菜が必要としている溶液の中で栽培される。

　レタスは、これらの野菜工場で栽培される主要作物の1つだ。工場で作られるレタスの価格は農場で栽培するレタスの価格よりわずかに高いが、(b)野菜工場のレタスには細菌がほとんどいないため、農薬もほとんど必要ない。(c)毎年日本で生産されるレタスの生産量、50万トンのうち、約 0.6％が野菜工場に由来する。

　野菜工場の管理された環境によって、野菜を一年中栽培することができるため、農産物の(d)安定した供給を保証し、おそらく他国から野菜を輸入する必要性を減らす。しかし、空いている工場を改修したり、野菜を栽培するために新たな工場を建てたりするのは費用がかかるので、(e)経営者は、投資に対する収益を、数年の間は期待することができない。

　農林水産省は、野菜工場の拡大を支援している。日本では 2009 年に、(f)人工の光によって農作物を栽培する野菜工場が 30 ヶ所と、その他に、ガラスでできた温室のように自然の太陽光を使用する野菜工場が 20 ヶ所あった。近い将来、(g)農林水産省は、野菜工場の数が 3 倍になり、生産コストが 30％減少するのを見たいと望んでいる。

　追加の特典として、野菜工場は、企業に助成金による設備を工場に設置する機会をもたらす。また、特別な販売キャンペーンを展開するために、販売と(h)流通の専門家が必要とされる。(i)現存する工場を改装できない場合には、建設会社が乗り出して、(j)野菜の生産のために特別に設計された、新しい建物を建てる。野菜工場は、(k)食物を生産する手段において、以前からあったいくつもの開発の自然な結果を表している。自然光に代わる人工光の使用は、1980 年代にはじめて受け入れられた。その後、1990 年代後半に、(l)新しい水栽培の技術により、我々は土の中ではなく、水の中で野菜を栽培できるようになった。おそらく、野菜工場は、宇宙船や他の惑星で野菜を栽培するようになる過程の、ひとつのステップにすぎないと見なすことができる。

Ⅱ

〔解答〕

問1 ②　問2 ③　問3 ①　問4 ③
問5 ③　問6 ④　問7 ②　問8 ①

〔出題者が求めたポイント〕

問1 fa-cíl-i-ty　問2 ar-ti-fí-cial
問3 bén-e-fit　問4 ben-e-fí-cial
問5 re-pro-dúc-tive　問6 en-vi-ron-mén-tal
問7 de-vél-op-ment　問8 ág-ri-cul-ture

Ⅲ

〔解答〕

問1 ②　問2 ④

〔出題者が求めたポイント〕

問1 cam-páign ím-age re-plý óf-fer éf-fort
問2 de-vél-op in-tro-dúce mán-age-ment
　　ín-di-cate in-tér-pret

Ⅳ

〔解答〕

問1 ①　問2 ③　問3 ①　問4 ④
問5 ②　問6 ①　問7 ④　問8 ②
問9 ②　問10 ②

〔出題者が求めたポイント〕

問1	modern [ɑ]	policy [ɑ]	both [ou]
	only [ou]	most [ou]	
問2	factory [æ]	danger [ei]	label [ei]
	pattern [æ]	watch [ɑ]	
問3	carbon [ɑːr]	hard [ɑːr]	war [ɔːr]
	warn [ɔːr]	dirty [əːr]	
問4	cultivate [ʌ]	confuse [juː]	full [u]
	sugar [u]	rough [ʌ]	
問5	major [ei]	arrow [æ]	arrange [ei]
	manager [æ]	lesson [e]	
問6	germ [əːr]	purpose [əːr]	sport [ɔːr]
	argue [ɑːr]	source [ɔːr]	
問7	allow [au]	arrow [ou]	throw [ou]
	blow [ou]	drown [au]	
問8	design [z]	leisure [ʒ]	lose [z]
	decision [ʒ]	measure [ʒ]	
問9	chemical [k]	approach [ʧ]	ache [k]
	machine [ʃ]	attach [ʧ]	
問10	expensive [ks]	exist [gz]	expect [ks]
	executive [gz]	exhaust [gz]	

Ⅴ

〔解答〕

問1 ③　問2 ①　問3 ③
問4 ②　問5 ④

〔出題者が求めたポイント〕

問1 get ＋ O ＋ Vp.p. で「完了」を表す用法。have ＋ O ＋ Vp.p. も同じ。

問2 recommend の目的語節の動詞は原形になる。advise, suggest, propose, suggest, insist, require, demand なども同様。

問3 have difficulty (in) Ving「～するのに苦労する」。

問4 使役動詞 make の受動態は be made to V となる。

問5 what the Japanese eat every day で「日本人が毎日食べるもの」。

〔問題文訳〕

問1 たった30分しか残っていなかったので、締切までに仕事を終えるべく、全員が懸命に働いた。
問2 私が野球のコーチに腕が痛いと告げたとき、彼は私にすぐ医者に診てもらうようにと勧めた。
問3 経済不況のせいで、ジュディは仕事を見つけるのに多大の苦労をした。
問4 ブレジンスキーを彼の事務所に訪ねたとき、私は1時間以上待たされた。
問5 日本人が毎日食べるものの大部分は、海外から輸入されている。

Ⅵ

〔解答〕

問1 ④　問2 ①　問3 ③　問4 ③
問5 ④　問6 ②　問7 ③　問8 ③
問9 ②　問10 ③

〔出題者が求めたポイント〕

問1 landscape「風景」。outlook「見解」。hardship「困難」。pastime「娯楽」。
問2 take A for B「A を B と思う」の受動態。
問3 make believe ～「～のふりをする」。
問4 advances「進歩」。disadvantages「不利益」。qualifications「資格」。technique「技術」。
問5 stand out「目立つ」。
問6 indicate「指し示す」。accomplish「達成する」。appeal「訴える」。offend「気分を害する」。
問7 support「支援」。credit「信用」。purchase「購入」。fund「資金」。
問8 the problem at issue「当該の問題」。
問9 to the point「要を得た」。
問10 the critical stage「危機的段階」。

〔問題文訳〕

問1 A：あなたの猫はそこのソファから決して動かないようだね。
　　B：分かってる。彼女のお気に入りの娯楽は、そこに横になって私の家族を見ることなのよ。
問2 パティは二十歳過ぎなのに、しばしば高校生と思われる。
問3 私の4歳の娘は、学校遊びをするのが好きだ。自分が先生で、人形が生徒のふりをするのが好きなのだ。
問4 NASA の宇宙飛行士になるための資格のひとつは、少なくとも1,000時間ジェット機を操縦した経験

だ。
問5　A：メディアセンタービルはどこですか？
　　　B：市役所の近くです。高くてとても目立ちます。見逃すはずはありません。
問6　トムの両親はしばしば、勤勉によって、やりたいことは何でも成し遂げられると彼に語った。
問7　家を買うことは真剣な問題だ。大部分の人々にとって、それは彼らがする最大の買い物だ。
問8　当該の問題は、消費税を上げるかどうかではなく、どの程度上げるかである。
問9　昨日の首相の演説は短く、要を得ていた。彼は前回のように1時間も話さなかった。
問10　医者は、患者は危機的段階を越えたので、すぐに回復すると思われると語った。

Ⅶ
〔解答〕
問1　③　　問2　③　　問3　③
問4　②　　問5　④
〔出題者が求めたポイント〕
選択肢訳
問1　① Mary と一緒に行く？
　　　② 車であなたをそこまで送りましょうか？
　　　③ 次は自分で料理するのはどう？
　　　④ 別の公園に行くつもりですか？
問2　① 我々は今日、自由時間がたっぷりある。
　　　② 我々は会議についてはすでに知っていた。
　　　③ 我々はこのことについて彼と話すべきだよね。
　　　④ 我々は最後の会議に行った。
問3　① 学校はすでに始まった。
　　　② 我々は懸命に学ばねばならない。
　　　③ 私があなたを彼らに紹介しましょう。
　　　④ それはとても遠い。
問4　① あなたがネットを使わないだろうから、
　　　② あなたは高度なソフトは使う必要がないので、
　　　③ それはメールを送る以外のあらゆることができるので、
　　　④ それは他のものより高価なので、
問5　① それはいくら費用がかかるか
　　　② いつ彼らが到着するか
　　　③ なぜそれがそんなに人気があるのか
　　　④ どこで私がひとつ購入できるか
〔全訳〕
問1
　A：Ted、Mary とのピクニック楽しかった？
　B：あまり楽しくなかったよ、ママ。天気は良かったけど、スーパーで買ったローストチキンがあまりおいしくなかったんだ。
　A：それは残念だったね。次は自分で料理するのはどう？

　B：そう、その方がおいしいかもね。
問2
　A：今日午後の会議について、誰か君に言ったかい、Jim？
　B：会議？　いや、何も聞いてないよ。
　A：部長がさっき決めたんだ。3時からだよ。
　B：う～ん、今日は本当に忙しいんだよね。先に言ってくれれば良かったのに。
　A：僕もだよ。彼は全員にメールを送るべきだったよね。
　B：彼はいつもこうなんだ。本当に不便だね。さあ、今日のスケジュールを変えなくちゃ。
　B：まあ、我々はこのことについて彼と話すべきだよね。多分、彼は前もってもっと良く計画しようと努めてくれるはずだ。
　A：そうだね。会議の後、彼に会いに行こう。
問3
　A：ヤア、あなたの家族はこの家に引っ越したばかりなの？
　B：そう。私は Susan。あなたはどこに住んでいるの？
　A：お隣よ。私の名前は Christine。
　B：高校生なの？
　A：ええ、私は Johnny Dewey High School に行ってるの。いい学校よ。
　B：あら、私もそこに行くの。でも、新しい人に会うので、少しナーバスになってるわ。
　A：私のクラスメイトはとても親しみやすいわ。私があなたを彼らに紹介しましょう。
　B：ありがとう。助かるわ。
問4
　A：Best Brand Computers へようこそ。どのようなご用でしょうか？
　B：え～、私はコンピュータを使うのがあまり上手ではないのです。良いコンピュータを見つけるのを助けていただけますか？
　A：かしこまりました。コンピュータを何に使われたいですか？
　B：メールを送り、ネットを使いたいです。他のことには使わないつもりです。
　A：ふ～む。高級なコンピュータは必要ないようですね。こちらはいかがですか？　ZZZ8900 です。
　B：お～、私は以前、ZZZ モデルのことは聞いたことがあります。
　A：あなたは高度なソフトは使う必要がないので、これがあなたにピッタリです。
　B：いいですね。それをいただきましょう。
問5
　A：すみません。HappySurfer のアロハシャツを買いたいのですが、どこにも見当たらないのです。
　B：お～、ごめんなさい。1着も残っていないのです。
　A：分かりました。どこで購入できるかご存知ですか？
　B：シーサイド通りの私どもの店にあるはずです。

数　学

解答　　30年度

I

〔解答〕

(1)
ア	イ	ウ	エ
1	6	3	2

(2)
オ	カ
3	4

(3)
キ	ク	ケ
5	19	

(4)
コ	サ
2	5

(5)
シ	ス	セ	ソ	タ
5	5	2	2	5

〔出題者が求めたポイント〕

(1) 三角関数
$\cos\alpha = \dfrac{1}{2}$ となる α を求めて, $\left(\dfrac{\pi}{6} \leqq \alpha < \dfrac{13}{6}\pi\right)$
$\theta + \dfrac{\pi}{6} = \alpha$ より θ を求める。

(2) 2次方程式
$x^2 - px + q = 0$ の解を α, β ($\alpha < \beta$) とすると,
$\alpha + \beta = p$, $\alpha\beta = q$, $(\beta - \alpha)^2 = (\alpha + \beta)^2 - 4\alpha\beta$
$\beta - \alpha = 1$ より k を求める。

(3) 式の計算
$\sqrt{x^2 + 39} = k$ とおく。両辺2乗して, 右辺を文字の項, 左辺を数字の項に式変形して, 右辺を因数分解する。39となるかけ算の組は 1×39 と 3×13

(4) 確率
全体は5枚の異なるものを並べる。5!
BとUを1つとして, 4枚を並べて, それぞれのBとUのところを並べる。$4! \cdot 2!$

(5) 数列
$k(k+3) = k^2 + 3k = (k+1)(k+2) - 2$ とする。
$\displaystyle\sum_{k=1}^{n} \dfrac{1}{(k+1)(k+2)} = \sum_{k=1}^{n}\left\{\dfrac{1}{k+1} - \dfrac{1}{k+2}\right\}$
$= \left(\dfrac{1}{2} - \dfrac{1}{3}\right) + \left(\dfrac{1}{3} - \dfrac{1}{4}\right) + \cdots + \left(\dfrac{1}{n+1} - \dfrac{1}{n+2}\right)$
$= \dfrac{1}{2} - \dfrac{1}{n+2}$
を利用する。

〔解答のプロセス〕

(1) $\alpha = \theta + \dfrac{\pi}{6}$ とおく。
$\dfrac{\pi}{6} \leqq \alpha < \dfrac{13}{6}\pi$ のとき,
$\cos\alpha = \dfrac{1}{2}$ となるのは
$\alpha = \dfrac{1}{3}\pi, \dfrac{5}{3}\pi$
$\theta + \dfrac{1}{6}\pi = \dfrac{1}{3}\pi$ より $\theta = \dfrac{1}{6}\pi$
$\theta + \dfrac{1}{6}\pi = \dfrac{5}{3}\pi$ より $\theta = \dfrac{9}{6}\pi = \dfrac{3}{2}\pi$

(2) $x^2 - 2x + k = 0$ の解を α, β ($\alpha < \beta$) とする。
$\alpha + \beta = 2$, $\alpha\beta = k$
$(\beta - \alpha)^2 = 2^2 - 4k = 4 - 4k$
$4 - 4k = 1$ 従って, $k = \dfrac{3}{4}$

(3) $\sqrt{x^2 + 39} = k$ とおくと, $x^2 + 39 = k^2$
$39 = k^2 - x^2$ より $39 = (k+x)(k-x)$
39になる自然数の組は, 39×1, 13×3
$k + x = 13$, $k - x = 3$ のとき, $x = 5$
$k + x = 39$, $k - x = 1$ のとき, $x = 19$

(4) 全部の場合は $5!$
BUを1枚として並べて, それぞれBとUのところを並べる。$4! \cdot 2!$
確率は, $\dfrac{4! \cdot 2!}{5!} = \dfrac{2}{5}$

(5) $\dfrac{k(k+3)}{(k+1)(k+2)} = \dfrac{(k+1)(k+2) - 2}{(k+1)(k+2)}$
$= 1 - \dfrac{2}{(k+1)(k+2)}$
$\displaystyle\sum_{k=1}^{23} \dfrac{k(k+3)}{(k+1)(k+2)} = \sum_{k=1}^{23}\left\{1 - \dfrac{2}{(k+1)(k+2)}\right\}$
$\displaystyle = \sum_{k=1}^{23} 1 - 2\sum_{k=1}^{23} \dfrac{1}{(k+1)(k+2)}$
$\displaystyle = 23 - 2\sum_{k=1}^{23}\left\{\dfrac{1}{k+1} - \dfrac{1}{k+2}\right\}$
$= 23 - 2\left\{\left(\dfrac{1}{2} - \dfrac{1}{3}\right) + \left(\dfrac{1}{3} - \dfrac{1}{4}\right) + \cdots\right.$
$\left.\cdots + \left(\dfrac{1}{23} - \dfrac{1}{24}\right) + \left(\dfrac{1}{24} - \dfrac{1}{25}\right)\right\}$
$= 23 - 2\left(\dfrac{1}{2} - \dfrac{1}{25}\right) = 23 - \dfrac{23}{25} = \dfrac{552}{25}$

II

〔解答〕

(1)
ア	イ
2	5

(2)
ウ	エ	オ
2	5	5

(3)
カ	キ	ク	ケ	コ
2	1	2	2	5

(4)
サ	シ	ス
5	5	12

〔出題者が求めたポイント〕

平面ベクトル
$\overrightarrow{AB} = \overrightarrow{DC} = \vec{a}$, $\overrightarrow{AD} = \overrightarrow{BC} = \vec{b}$

(1) $\overrightarrow{AF} = \dfrac{AF}{AD}\overrightarrow{AD}$

(2) $\overrightarrow{BF} = \overrightarrow{AF} - \overrightarrow{AB}$, $\overrightarrow{CP} = \overrightarrow{BP} - \overrightarrow{BC}$
$\overrightarrow{BF}$, $\overrightarrow{BP}$, $\overrightarrow{CP}$ を順に $\vec{a}$, $\vec{b}$, t で表す。

(3) $\vec{BE} = \dfrac{BE}{BA}\vec{BA} = -\dfrac{BE}{BA}\vec{AB}$
$\vec{CE} = \vec{BE} - \vec{BC},\ \vec{PE} = \vec{CE} - \vec{CP}$
$\vec{BE},\ \vec{CE},\ \vec{PE}$ を順に $\vec{a},\ \vec{b},\ t$ で表す。

(4) $\vec{CP} = k\vec{PE}$ より $\vec{CP}$ を $\vec{a},\ \vec{b},\ t,\ k$ で表す。
$\vec{a} \not\parallel \vec{b}$ なので(2)と(4)の $\vec{CP}$ で, $\vec{a}$ の係数, $\vec{b}$ の係数が等しいとして連立方程式にして解く。

〔解答のプロセス〕

$\vec{AB} = \vec{DC} = \vec{a}$
$\vec{AD} = \vec{BC} = \vec{b}$

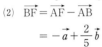

(1) $\vec{AF} = \dfrac{2}{5}\vec{AD} = \dfrac{2}{5}\vec{b}$

(2) $\vec{BF} = \vec{AF} - \vec{AB}$
$= -\vec{a} + \dfrac{2}{5}\vec{b}$

$\vec{BP} = -t\vec{a} + \dfrac{2}{5}t\vec{b}$

$\vec{CP} = \vec{BP} - \vec{BC} = -t\vec{a} + \dfrac{2}{5}t\vec{b} - \vec{b}$
$= -t\vec{a} + \dfrac{2t-5}{5}\vec{b}$

(3) $\vec{BE} = \dfrac{1}{2}\vec{BA} = -\dfrac{1}{2}\vec{a}$

$\vec{CE} = \vec{BE} - \vec{BC} = -\dfrac{1}{2}\vec{a} - \vec{b}$

$\vec{PE} = \vec{CE} - \vec{CP} = -\dfrac{1}{2}\vec{a} - \vec{b} + t\vec{a} - \dfrac{2t-5}{5}\vec{b}$
$= \dfrac{2t-1}{2}\vec{a} - \dfrac{2}{5}t\vec{b}$

(4) $\vec{CP} = k\vec{PE} = \dfrac{2t-1}{2}k\vec{a} - \dfrac{2}{5}tk\vec{b}$

$\vec{a} \not\parallel \vec{b}$ より (2)の $\vec{CP}$ と比べて,

$\dfrac{2t-1}{2}k = -t,\quad -\dfrac{2}{5}tk = \dfrac{2t-5}{5}$

$k = \dfrac{-2t}{2t-1},\quad k = -\dfrac{2t-5}{2t}$

よって, $\dfrac{-2t}{2t-1} = -\dfrac{2t-5}{2t}$

$(2t)^2 = (2t-1)(2t-5)$ より

$12t - 5 = 0$ 従って, $t = \dfrac{5}{12}$

$k = -\dfrac{2 \cdot \dfrac{5}{12} - 5}{2 \cdot \dfrac{5}{12}} = -\dfrac{10-60}{10} = 5$

III

〔解答〕

(1)
ア	イ	ウ
6	6	6

(2)
エ	オ	カ
①	4	①

(3)
キ	ク	ケ	コ
0	1	7	4

〔出題者が求めたポイント〕

微分法

(1) $f(x)$ を微分する。

(2) $a = 1$ を $f'(x),\ f(x)$ に代入して, $f'(x)$ は因数分解し, $f(0)$ を求める。$x \geqq 0$ で $f(x) \leqq 0$ となりえるか判断する。

(3) $0 < a < 1,\ 1 < a$ のときに分けて増減表をつくり最小値が0以下となるような a の範囲を求める。

〔解答のプロセス〕

(1) $f'(x) = 6x^2 - 6(a+1)x + 6a$

(2) $a = 1$ のとき,
$f'(x) = 6x^2 - 12x + 6 = 6(x-1)^2 \geqq 0$ ①
$f(x) = 2x^3 - 6x^2 + 6x + 4$ より $f(0) = 4$
$f(0) > 0$ で $f'(x) \geqq 0$ なので, $x \geqq 0$ では, $f(x) \leqq 0$ となることはない。 ①

(3) $f'(x) = 6x^2 - 6(a+1)x + 6a$
$= 6(x-1)(x-a)$
$f(0) = 4a > 0$

$0 < a < 1$ のとき

x	0	$\cdots$	a	$\cdots$	1	$\cdots$
$f'(x)$		$+$	0	$-$	0	$+$
$f(x)$	$4a$	↗		↘		↗

最小値が0以下となりえるのは $x = 1$ のときである。
$f(1) = 2 - 3(a+1) + 6a + 4a = 7a - 1$

$7a - 1 \leqq 0$ より $a \leqq \dfrac{1}{7}$

よって, $0 < a \leqq \dfrac{1}{7}$

$1 < a$ のとき

x	0	$\cdots$	1	$\cdots$	a	$\cdots$
$f'(x)$		$+$	0	$-$	0	$+$
$f(x)$	$4a$	↗		↘		↗

最小値が0以下となりえるのは $x = a$ のときである。
$f(a) = 2a^3 - 3(a+1)a^2 + 6a^2 + 4a$
$= -a^3 + 3a^2 + 4a$
$= -a(a+1)(a-4)$

$-a(a+1)(a-4) \leqq 0$ より
$a(a+1)(a-4) \geqq 0$

$a > 1$ なので, よって, $a \geqq 4$

従って, $0 < a \leqq \dfrac{1}{7},\ 4 \leqq a$

徳島文理大学（薬） 30年度 （38）

化　学

解答

30年度

I

〔解答〕

問1. $\boxed{1}$(5)　$\boxed{2}$(3)　$\boxed{3}$(4)　$\boxed{4}$(2)　$\boxed{5}$(1)

問2. $\boxed{6}$(6)　$\boxed{7}$(1)　$\boxed{8}$(5)　$\boxed{9}$(4)

問3. $\boxed{10}$(2)　$\boxed{11}$(4)　$\boxed{12}$(3)

〔出題者が求めたポイント〕

物質の構成

〔解答のプロセス〕

問1. $\boxed{1}$　Cu はアルカリ金属，アルカリ土類金属ではないが青緑色の炎色反応を示す。Li の炎色反応は赤色，Na は黄色，Ca は橙赤色，Sr は深赤色である。

$\boxed{2}$　固体が直接気体になる変化を昇華という。

$\boxed{3}$　13 族の B の最外殻電子は 3 個，17 族の Cl は 7 個，2 族の Mg は 2 個，15 族の N は 5 個，18 族の Ne は 8 個である。

$\boxed{4}$　アルカリ土類金属元素は Be, Mg を除く 2 族元素で，Ca, Sr, Ba, Ra である。

$\boxed{5}$　(1) N≡N, (2) Cl–Cl, (3) O=C=O

(4) H–O–H, (5)
$$\begin{array}{c} H \\ \end{array} C{=}C \begin{array}{c} H \\ \end{array}$$
（H–C=C–H、上下に H）

問2. $\boxed{6}$　(1) $9 \times 2 = 18$　(2) $1 + 17 = 18$

(3) $1 \times 2 + 8 = 10$　(4) $7 + 1 \times 3 = 10$

(5) $6 \times 2 + 1 \times 4 = 16$　(6) $6 + 8 \times 2 = 22$

$\boxed{7}$　(1) $:\!\ddot{F}\!:\!\ddot{F}\!:$，6 対　(2) $H\!:\!\ddot{Cl}\!:$，3 対

(3) $H\!:\!\ddot{O}\!:\!H$，2 対　(4) $H\!:\!\ddot{N}\!:\!H$，1 対（下に H）

(5) $H\!:\!C\!:\!:\!C\!:\!H$（上下に H），0　(6) $\ddot{O}\!:\!:\!C\!:\!:\!\ddot{O}$，4 対

$\boxed{8}$　(1) F–F, 1 本　(2) H–Cl, 1 本

(3) H–O–H, 2 本　(4) H–N–H, 3 本

(5)
$$C{=}C$$
（H–C=C–H、上下に H）, 6 本　(6) O=C=O, 4 本

$\boxed{9}$　F_2, HCl, CO_2 は直線形分子，H_2O は折れ線形分子，NH_3 は三角錐形分子，C_2H_4 は長方形分子である。

問3. $\boxed{10}$　C_2H_6（分子量 30）は $\dfrac{6.0\,g}{30\,g/mol} = 0.20\,mol$

酸素 22.4 L は 1.00 mol。

$2C_2H_6 + 7O_2 \longrightarrow 4CO_2 + 6H_2O$

エタン 0.20 mol は酸素 0.70 mol と反応するので，酸素 0.30 mol が余る。

$\boxed{11}$　エタン 0.20 mol の燃焼で生じる二酸化炭素は 0.40 mol なので

$22.4\,L/mol \times 0.40\,mol = 8.96 \fallingdotseq 9.0\,L$

$\boxed{12}$　酸素 0.30 mol の質量は

$32\,g/mol \times 0.30\,mol = 9.6\,g$

II

〔解答〕

問1. $\boxed{13}$2　$\boxed{14}$2　$\boxed{15}$1　$\boxed{16}$2　$\boxed{17}$2　$\boxed{18}$(2)　$\boxed{19}$(1)

$\boxed{20}$(2)　$\boxed{21}$(1)　$\boxed{22}$(1)　$\boxed{23}$(3)

問2. $\boxed{24}$(5)　　問3. $\boxed{25}$(5)　$\boxed{26}$(3)　$\boxed{27}$(4)

〔出題者が求めたポイント〕

酸化還元反応，熱化学，電気分解

〔解答のプロセス〕

問1. $\boxed{13}$, $\boxed{14}$　I の数より $\boxed{13} = 2$，両辺の電荷より $\boxed{14} = 2$

$\boxed{15} \sim \boxed{17}$　H と O の数から $\boxed{15} = 1$, $\boxed{17} = 2$。両辺の電荷より $\boxed{16} = 2$

$\boxed{18}$, $\boxed{19}$　H_2O_2 は e^- を受け取っているので酸化剤，KI は e^- を与えているので還元剤である。

$\boxed{20}$, $\boxed{21}$　I^- は無色，I_2 は褐色である。

$\boxed{22}$, $\boxed{23}$　①式の I^- は KI として，②式の H^+ は H_2SO_4 として与えられているが，反応しない K^+, SO_4^{2-} は略されている。

問2. $\boxed{24}$　与えられた熱量は次式で表される。

H_2（気）$+ 1/2 O_2$（気）$= H_2O$（液）$+ 286\,kJ$　　…(i)

C（黒鉛）$+ O_2$（気）$= CO_2$（気）$+ 394\,kJ$　　…(ii)

C_2H_4（気）$+ 3O_2$（気）

$\qquad = 2CO_2$（気）$+ 2H_2O$（液）$+ 1412\,kJ$…(iii)

(i)$\times 2 +$ (ii)$\times 2 -$ (iii)　より

$2C$（黒鉛）$+ 2H_2$（気）$= C_2H_4$（気）$- 52\,kJ$

問3.　電極 a（陽極）の反応

$\qquad 2H_2O \longrightarrow O_2 + 4H^+ + 4e^-$

電極 b（陰極）の反応

$\qquad Ag^+ + e^- \longrightarrow Ag$

電極 c（陽極）の反応

$\qquad 2Cl^- \longrightarrow Cl_2 + 2e^-$

電極 d（陰極）の反応

$\qquad Cu^{2+} + 2e^- \longrightarrow Cu$

$\boxed{25}$　析出した Ag と流れた e^- の物質量は等しいから，

e^- の物質量は $\dfrac{5.4\,g}{108\,g/mol} = 0.050\,mol$

電気量は　$9.65 \times 10^4\,C/mol \times 0.050\,mol = 4825\,C$

$\boxed{26}$　析出する Cu は　$0.050\,mol/2 = 0.025\,mol$

$64\,g/mol \times 0.025\,mol = 1.60\,g$

$\boxed{27}$　i〔A〕$\times 60 \times 60\,s = 4825\,C$

$\qquad\qquad i \fallingdotseq 1.34$〔A〕

III

〔解答〕

問1. $\boxed{28}$(4)　　問2. $\boxed{29}$(4)　$\boxed{30}$(3)　$\boxed{31}$(2)　$\boxed{32}$(5)　$\boxed{33}$(1)

問3. $\boxed{34}$(4)　$\boxed{35}$(8)　$\boxed{36}$(2)　$\boxed{37}$(3)　$\boxed{38}$(7)

問4. $\boxed{39}$(4)　$\boxed{40}$(2)　$\boxed{41}$(1)　$\boxed{42}$(5)

徳島文理大学（薬）　30 年度　（39）

〔出題者が求めたポイント〕
ハロゲンの単体と化合物，Ca の化合物，気体の発生
金属イオンの沈殿

〔解答のプロセス〕
問1. 28　(a)誤　無色 ⟶ 有色　F_2：淡黄色，Cl_2：黄緑色，Br_2：赤褐色，I_2：黒紫色　(b)，(c)，(d)正
(e)誤　塩酸 ⟶ フッ化水素酸
$$SiO_2 + 6HF \longrightarrow H_2SiF_6 + 2H_2O$$

問2.　$Ca + 2H_2O \longrightarrow Ca(OH)_2$ (A) $+ H_2$
$Ca(OH)_2 + CO_2 \longrightarrow CaCO_3$ (B) $+ H_2O$
$CaCO_3 + H_2O + CO_2 \longrightarrow Ca(HCO_3)_2$ (C)
$CaCO_3 \longrightarrow CaO$ (D) $+ CO_2$
$CaCO_3 + 2HCl \longrightarrow CaCl_2$ (E) $+ H_2O + CO_2$

問3. 34　希硝酸は酸化力があり，銅と反応して NO を発生する。　$3Cu + 8HNO_3$
$$\longrightarrow 3Cu(NO_3)_2 + 4H_2O + 2NO \text{（ア）}$$
35　酸化マンガン(Ⅳ)が HCl を酸化して Cl_2 を発生。
$$MnO_2 + 4HCl \longrightarrow MnCl_2 + 2H_2O + Cl_2 \text{（イ）}$$
36　塩素酸カリウムが分解して O_2 が発生。
$$2KClO_3 \longrightarrow 2KCl + 3O_2 \text{（ウ）}$$
37　強塩基の $Ca(OH)_2$ との反応で，弱塩基の NH_3 が遊離する。　$2NH_4Cl + Ca(OH)_2$
$$\longrightarrow CaCl_2 + 2H_2O + 2NH_3 \text{（エ）}$$
38　不揮発性酸の H_2SO_4 との反応で，揮発性の HCl が遊離する。
$$NaCl + H_2SO_4 \longrightarrow NaHSO_4 + HCl \text{（オ）}$$

問4. 39　NH_3 では Al^{3+} が沈殿，Ag^+ と Cu^{2+} は $[Ag(NH_3)_2]^+$，$[Cu(NH_3)_4]^{2+}$ になって沈殿しない。NaOH では Ag^+ と Cu^{2+} が沈殿。HNO_3 で沈殿するイオンはない。HCl では Ag^+ のみ AgCl となって沈殿。H_2S では Ag^+ と Cu^{2+} が沈殿する。
40　NH_3 では Fe^{3+} と Al^{3+} が沈殿。NaOH では Fe^{3+} のみ $Fe(OH)_3$ になって沈殿する。Al^{3+} と Zn^{2+} は両性なので $[Al(OH)_4]^-$，$[Zn(OH)_4]^{2-}$ となって沈殿しない。HCl ではいずれも沈殿しない。H_2S では酸性ではいずれも沈殿せず，塩基性ではいずれも沈殿する。
41　NH_3 では Pb^{2+} のみ $Pb(OH)_2$ となって沈殿する。Ag^+ と Zn^{2+} は $[Ag(NH_3)_2]^+$，$[Zn(NH_3)_4]^{2+}$ になって沈殿しない。NaOH で Ag^+ のみが沈殿，Pb^{2+} と Zn^{2+} は $[Pb(OH)_4]^{2-}$，$[Zn(OH)_4]^{2-}$ になって沈殿しない。HCl，H_2S では Ag^+ と Pb^{2+} が沈殿する。
42　NH_3 では Ba^{2+}，Ca^{2+} は沈殿せず，Cu^{2+} は $[Cu(NH_3)_4]^{2+}$ になって沈殿しない。NaOH では Ca^{2+} と Cu^{2+} が沈殿。
注　$Ca(OH)_2$ の溶解度は小さいので $[OH^-]$ の小さい NH_3 水では沈殿しないが $[OH^-]$ の大きい NaOH では沈殿する。
HCl ではいずれも沈殿しない。H_2S では Cu^{2+} のみ CuS になって沈殿する。

Ⅳ
〔解答〕
問1. 43(1)　問2. 44(9)　問3. 45(3)　問4. 46(1)
問5. 47(1)　48(5)　49(2)　問6. 50(2)

〔出題者が求めたポイント〕
有機化合物の構造，製法，性状

〔解答のプロセス〕
問1. 43　(1)正　(2)酢酸エチルは果実臭，アセトンは芳香である。　(3)水に溶けやすい ⟶ 溶けない
(4)舟形 ⟶ 椅子形　舟形は不安定で，椅子形が 99.9％ である。　(5)液体 ⟶ 固体

問2. 44　(c) $CH_3CH_2CH_2C^*H(OH)CH_3$ と
(e) $CH_3C^*H(NH_2)COOH$ の C^* が不斉炭素原子である。

問3. 45　触媒は(1) Ni　(2) Fe　(3) H_2SO_4　(4) Ni である。

問4. 46　(a)と(b)は H^+ の授受はしない中性物質。　(c)アミンは塩基で H^+ を受取る。(d)フェノール　(e)カルボン酸，(f)スルホン酸は酸で H^+ を放出する。

問5. 47〜49

(1) ⟨benzene⟩-$CH_3 + 2KMnO_4$
$$\xrightarrow{\text{酸化}} ⟨benzene⟩-COOK + 2MnO_2 + KOH + H_2O \quad \boxed{47}$$

(2) $CH_2 = CH_2 + Cl_2 \xrightarrow{\text{付加}} CH_2ClCH_2Cl \quad \boxed{49}$

(3) $CH_3COOC_2H_5 + H_2O$
$$\xrightarrow{\text{加水分解}} CH_3COOH + C_2H_5OH$$

(4) $HOOC\underset{H}{\overset{}{C}}=\underset{}{\overset{COOH}{C}}\underset{H}{}$ $\xrightarrow{\text{分子内脱水}}$ ⟨無水マレイン酸⟩ $+ H_2O$

(5) ⟨benzene⟩ $+ Br_2 \xrightarrow{\text{置換}}$ ⟨benzene⟩-$Br + HBr \quad \boxed{48}$

問6. 50　実験1より化合物 A 1分子中の C 原子は5個，H 原子は10個であるから，分子中の C 原子数，H 原子数の合致しない(3)，(5)，(6)は除かれる。
実験2　(1)アルデヒドであるから，還元により第一級アルコール $CH_3-\underset{CH_3}{\overset{}{CH}}-CH_2-CH_2OH$ になる。
(2)ケトンであるから，還元により第二級アルコール $CH_3-\underset{CH_3}{\overset{}{CH}}-\overset{*}{C}H-CH_3$ になる。（OH）
(4)カルボン酸であるから，還元によりアルデヒドを経て第一級アルコール $CH_3-CH_2-CH_2-CH_2-CH_2OH$ になる。
このうち還元生成物 B が不斉炭素原子 C^* をもつのは(2)の場合である。

平成29年度

問 題 と 解 答

平成29年度

英 語

問題　29年度

I　次の英文を読み，下の問1〜問5に答えよ。

　　The cells that (a)make up an organism like the human body begin as
*embryonic stem (ES) cells.　These stem cells are later *differentiated to
(b)carry out various bodily functions, becoming, for example, cells that
comprise heart *tissue, lungs, muscles, or other *organs.　*iPS cells are
similar to ES cells.　(A)They, too, have (c)the potential to be changed into
many different types of specific cells.　The difference is that iPS cells are
*genetically engineered in the laboratory from adult cells rather （　ア　）
from *embryonic cells.

　　At the center of iPS research is a Japanese scientist, Shinya Yamanaka.
In 2006, Yamanaka, a professor at Kyoto University, (d)made history: he was
the first person （　イ　） produce iPS cells.　He showed that skin cells from
mice could be *changed back into *primitive stem cells, which (e)could then
be used to generate a number of different kinds of mature cells.　Then, just
a year later, he and his team generated human iPS cells.　For his pioneering
work, Yamanaka was awarded *the Nobel Prize in Physiology or Medicine
in 2012.

　　Using iPS cells from (f)female mice, in 2010, a team of scientists at Kyoto
University were able to produce *mouse eggs.　Skin cells were mixed with
*ovarian cells from mice and then implanted in mice （　ウ　） four weeks.
The eggs were then *harvested, cultured, and fertilized in the laboratory,
and placed into *surrogate mothers.　Later, three healthy mice were born,
all three of (B)which grew into *fertile adult animals.

　　The discovery (C)that healthy mice could be reproduced from skin cells
(g)represents a great advance in reproductive biology.　It has brought hope

to many people who want to have children but who, （　エ　）a number of reasons, (h)aren't able to.   Some women, for example, cannot produce *viable eggs (i)because of a medical condition or because they are undergoing cancer treatment.   Others are simply too old to produce healthy eggs since *fertility in women (j)begins to decline at about age 40.   (k)In addition to their reproductive role, iPS cells are also already being used in research into drug development and organ *transplants.

These recent discoveries may, however, also open the door to the creation of "*designer babies," (l)a concept that is stirring great controversy. Clearly, social policies and ethical standards must be developed in step with *biomedical discoveries.

Meanwhile, there was another breakthrough in iPS cell research on September 12, 2014.   For the first time in the world, a Japanese research team successfully transplanted *a retina sheet made of iPS cells into a woman suffering（　オ　）an eye disease.

（出典：ジョアン・ペロケティ，千葉剛，鄭耀星，本間章郎，木下ひろみ，
福岡賢昌.『ジャパン　インサイト』．南雲堂.）

（注）　*embryonic stem（ES）cell(s)：胚性幹細胞（ES 細胞）
　　　　*differentiated ＜ differentiate：(細胞や組織を) 分化させる
　　　　*tissue：組織
　　　　*organ(s)：器官，臓器
　　　　*iPS cell(s)：人工多能性幹細胞（iPS 細胞）
　　　　*genetically engineered：遺伝子操作が行われた
　　　　*embryonic：胚の，胎児の
　　　　*changed back into ＜ change back into：〜に戻すよう変化させる
　　　　*primitive stem cell(s)：始原幹細胞（primitive：原始的な，初期の）
　　　　*the Nobel Prize in Physiology or Medicine：ノーベル生理学・医学賞
　　　　*mouse egg(s)：ネズミの卵子

*ovarian：卵巣の

*harvested, cultured, and fertilized：集められ，培養され，そして受
精されて

*surrogate mother(s)：代理母

*fertile：生殖能力のある

*viable egg(s)：発育可能な卵子

*fertility：出産能力

*transplant(s)：移植

*designer babies ＜ designer baby：デザイナー・ベビー（遺伝子操
作によって親が望む外見・体力・
知力などを持たせるようにして
生み出した子供）

*biomedical：生体医療の

*a retina sheet：網膜のシート

問1　空欄（　ア　）〜（　オ　）に入れるのに最も適したものを，それぞ
れ下の①〜④のうちから一つずつ選べ。

空欄（　ア　）　　　| 1 |
　① when　　　　② than　　　　③ which　　　　④ up

空欄（　イ　）　　　| 2 |
　① in　　　　　　② that　　　　③ who　　　　　④ to

空欄（　ウ　）　　　| 3 |
　① less　　　　　② for　　　　　③ when　　　　④ than

空欄（　エ　）　　　| 4 |
　① in　　　　　② according　　③ for　　　　　④ to

空欄 （ オ ） 　5

① to ② from ③ that ④ has

問2　下線部(a)～(1)の日本語訳として最も適切なものを，それぞれ下の①～
④のうちから一つずつ選べ。

下線部(a)　6

① 環境を整える ② 有機体を構成している

③ 有機体に進化する ④ 集団組織を作りあげる

下線部(b)　7

① 身体のさまざまな部位に成分を運ぶ

② 身体のさまざまな部位に細胞を運ぶ

③ さまざまな身体的機能を果たす

④ さまざまな身体的部位になる

下線部(c)　8

① 潜在能力として多種多様な特定の細胞に分化してゆく

② 多種多様な特定の細胞に分化させることができる可能性

③ 多種多様な特定の細胞に変化することが潜在的に示されている

④ 可能性として意味するのは，多種多様な特定の細胞に分化するこ
とだ

下線部(d)　9

① 歴史的偉業を成し遂げた ② 歴史の観点から重要だ

③ 歴史の観点から形成された ④ 歴史的な背景があった

下線部(e) 　10

① 当時，多種多様な成熟細胞が生み出され，使われていた

② さらに，多種多様な成熟細胞が生み出され，使われている

③ 次に，多種多様な成熟細胞を生み出すために使われ得る

④ 次に，多種多様な成熟細胞が使われるように，生み出すことが可能である

下線部(f) 　11

① 正常な　　　② 妊娠した　　　③ 実験用の　　　④ メスの

下線部(g) 　12

① 大きな発展を代表し，生殖生物学のさきがけとなっている

② 大きな発展を代表するものとして，生殖生物学を意味している

③ 生殖生物学における大きな発展を意味する

④ 大きな発展を生殖生物学につなげる

下線部(h) 　13

① 希望をもたらすことができない

② 子供を産むことができない

③ 発育可能な卵子をつくりだすことができない

④ 手術をうけることができない

下線部(i) 　14

① なぜなら，ガン治療を受けていることに由来する健康状態のため

② 健康状態の理由，もしくはガン治療を受けているという理由で

③ 健康状態の理由，あるいは卵子にガン治療をほどこしているという理由で

④ なぜなら，健康状態が良くないため，もしくはガン治療を拒否しているため

下線部(j)　　15

　① 分化しはじめる　　　② 完全なものになる

　③ 回転しはじめる　　　④ 低下しはじめる

下線部(k)　　16

　① 出産の手続きに加えて　　② 出産の役割に加えて

　③ 出産能力を回復させるために　④ 出産の順番をはやめるために

下線部(l)　　17

　① 大きな矛盾に満ちている現象

　② この現象は大きな反論を呼び起こしている

　③ 大きな論争をひきおこしている概念

　④ 観念としては大きな矛盾をはらんでいる

問3　二重下線部(A)They と(B)which が指し示す内容として最も近いものを，
　それぞれ下の①〜④のうちから一つずつ選べ。

二重下線部(A)They　　18

　① bodily functions

　② heart tissues, lungs, muscles, or other organs

　③ ES cells

　④ iPS cells

二重下線部(B)which　　19

　① animals

　② eggs

　③ surrogate mothers

　④ mice

問4　二重下線部 (C)that と同じ用法の that を含む英文を，下の①〜④のうちから一つ選べ。

二重下線部 (C)that 　20

① Where is the DVD that you bought yesterday?

② Bring me that book from the table.

③ I heard a rumor that the famous singer is living in this town now.

④ He insisted that I should attend the meeting.

問5　本文の内容を考え，次の［1］〜［5］の空欄 21 〜 25 に入れるのに最も適したものを，それぞれ下の①〜④のうちから一つずつ選べ。

［1］ Both ES cells and iPS cells have the potential to become various types of specific cells, but iPS cells are engineered, unlike ES cells, from 21 .

① stem cells 　　　　　　② adult cells

③ ES cells 　　　　　　　④ embryonic cells

［2］ Prof. Yamanaka showed that he could change 22 from mice into primitive stem cells, and that he could later use these primitive stem cells to produce a lot of different kinds of mature cells.

① muscles 　　② mature cells 　　③ ES cells 　　④ skin cells

［3］ In 2010, scientists at Kyoto University produced three healthy 23 through the method using iPS cells and surrogate mothers.

① eggs 　　　　② mature cells 　③ mice 　　　　④ skin cells

[4] The creation of designer babies might cause a dispute, so that we should set up social policies and ☐24☐ quickly.

① organ transplants   ② drug development

③ biomedical discoveries   ④ ethical standards

[5] In 2014, a Japanese research team succeeded in transplanting iPS cells into a woman's body for the treatment of ☐25☐ .

① embryonic stem cells   ② an eye disease

③ cancer   ④ lungs

Ⅱ　次の問1〜問8のそれぞれの英単語について，最も強く発音される音節の番号を一つずつ選べ。

問1　or-gan-i-za-tion　☐26☐
　　　①　②　③④　⑤

問2　or-gan-ism　☐27☐
　　　①　②　　③

問3　pi-o-neer　☐28☐
　　　①②　③

問4　re-pro-duce　☐29☐
　　　①　②　　③

問5　re-pro-duc-tive　☐30☐
　　　①　②　③　④

問6　con-tro-ver-sial　☐31☐
　　　①　②　③　④

問7　de-vel-op-ment　☐32☐
　　　①　②　③　④

問8　spe-cif-ic　☐33☐
　　　①　②　③

Ⅲ　次の問１〜問２のそれぞれの英単語について，最も強く発音される音節の位置が同じものを，下の①〜④から一つずつ選べ。

問１　dis-cov-er-y　　34

① com-fort-a-ble　　　　② Eu-ro-pe-an

③ ex-per-i-ment　　　　④ pol-i-ti-cian

問２　rep-re-sent　　35

① fa-mil-iar　　② en-ter-tain　　③ ed-u-cate　　④ con-tin-ue

Ⅳ　次の問１〜問10のそれぞれの英単語について，下線部の発音が同じものを，下の①〜④から一つずつ選べ。

問１　carry　　36

① pleasure　　② weapon　　③ pattern　　④ wash

問２　heart　　37

① hard　　② learn　　③ worst　　④ war

問３　muscle　　38

① confuse　　② pudding　　③ tongue　　④ studio

問４　change　　39

① legend　　② theme　　③ sweater　　④ danger

問５　adult　　40

① sugar　　② improve　　③ flood　　④ wool

問６　award　　41

① warning　　② earth　　③ work　　④ guitar

問7　w<u>o</u>men　　42

① c<u>o</u>nsider　　② l<u>oo</u>se　　③ g<u>oo</u>d　　④ exc<u>u</u>se

問8　de<u>c</u>line　　43

① is<u>l</u>and　　② sha<u>k</u>e　　③ fati<u>g</u>ue　　④ <u>p</u>revious

問9　<u>g</u>inger　　44

① de<u>ss</u>ert　　② di<u>s</u>ease　　③ <u>g</u>enius　　④ lan<u>g</u>uage

問10　ma<u>t</u>ure　　45

① stoma<u>ch</u>　　② sugges<u>t</u>ion　　③ pa<u>t</u>ient　　④ ra<u>t</u>io

V　次の問1～問5において，空欄　46　～　50　に入れるのに最も適した
ものを，それぞれ下の①～④のうちから一つずつ選べ。

問1　　46　his work, Tom went home and took a long hot shower.

① Finished　　　　　　② Have finishing

③ All finishing　　　　④ Having finished

問2　Those days, Peter didn't know　47　to consult with.

① when　　② in which　　③ by which　　④ whom

問3　　48　her age, Cathy is a tough woman.

① To consider　　　　　② Considered

③ Being considered　　　④ Considering

問4　Could you call me back if　49　not convenient for you to talk now?

① I am　　② you are　　③ it is　　④ we are

徳島文理大学 (薬) 29 年度 (11)

問5　If the river is clear, you can see the beautiful scenery ⬚50 on it.
　　① reflects　　② reflected　　③ reflect　　④ to reflect

Ⅵ　次の問1〜問10において，空欄 ⬚51 〜 ⬚60 に入れるのに最も適した
ものを，それぞれ下の①〜④のうちから一つずつ選べ。

問1　A: Do you know the meaning of this word?
　　B: No, but I'll ⬚51 in the dictionary.
　　① be looking up it　　　　　　② look up
　　③ look it up　　　　　　　　④ look up it

問2　I want something to read; ⬚52 as long as it is interesting.
　　① nothing will do　　　　　② something will not do
　　③ anything will do　　　　　④ everything will not do

問3　A: How ⬚53 does the bus leave?
　　B: It will leave in a few minutes.
　　① long　　　　② soon　　　　③ hastily　　　　④ fast

問4　He will pack up and move south because he has had ⬚54 of the
　　cold climate here.
　　① something　　② everything　　③ nothing　　④ enough

問5　San Francisco is usually cool in the summer, but Los Angeles ⬚55 .
　　① is scarcely　　② is frequently　　③ rarely is　　④ is hard

問6　You recommended these two books, but I'm sorry that I had no time
　　to read ⬚56 of them.
　　① none　　　　② some　　　　③ not all　　　　④ either

問7　A: I would like to speak to Mr. Campbell, please.

　　　B: I'm sorry, but he ⬚57 .

　　① doesn't work here any more　　② here any more doesn't work

　　③ any more doesn't work here　　④ doesn't any more work here

問8　An express train for the airport leaves ⬚58 .

　　① two hours　　　　　　② every two hours

　　③ at two hours　　　　　④ between two hours

問9　I got up ⬚59 than usual this morning.

　　① more lately　　② slower　　③ latter　　④ later

問10　I am very glad that you made ⬚60 mistakes in the examination.

　　① quite a few　　② a few　　③ few　　④ a little

Ⅶ　次の問１〜問５の会話文を完成させるため，空欄 ⬚61 〜 ⬚65 に入れるのに最も適したものを，それぞれ下の①〜④のうちから一つずつ選べ。

問1　A: Mom, can you lend me some money?

　　　B: I'm not sure, Patty. ⬚61

　　　A: I want to go to a concert with my friends next week.

　　　B: Let me talk to your father first.

　　① Where did you spend it?

　　② How will you get there?

　　③ What do you want it for?

　　④ Who paid for the ticket?

問2 A: I was wondering if you'd like to go out for dinner.

B: Sure. Sounds good.

A: Let's go to the new shopping mall in Broadbeach.

B: What do they have there?

A: There are a lot of restaurants, so I'm sure ☐ 62 ☐

B: Okay, I'll let you choose. And afterward, maybe we can see a movie.

① I've never been there.

② I can eat at the theater.

③ we can watch a movie, too.

④ we'll find one we like.

問3 A: I love your tennis shoes. Where did you get them?

B: At Eastfield's. They were having a big sale when I went.

A: Do you know if ☐ 63 ☐

B: Actually, it ended last week.

A: Oh, that's too bad. I wanted to get a pair of those shoes for myself.

B: I'm sorry. If I had known, I would have told you about the sale earlier.

① they'll help me find everything?

② they're still having the sale?

③ they have running shoes?

④ they'll take my shoes?

問4　A: Excuse me.　Is this the train to Brisbane?

　　　B: No, ma'am.　You have to go to Platform 3.

　　　A: Thank you.　[64]

　　　B: It'll leave in a few minutes, so you'd better hurry.

　① Where's the platform?

　② When will you be ready?

　③ Can you tell me what time it is now?

　④ Do I have enough time to get there?

問5　A: Dad, I'll be home at about ten o'clock tonight.

　　　B: That's pretty late.　[65]

　　　A: Lance invited me to a party at his house.

　　　B: Okay.　But be sure to come straight home when it's over.

　① What are you going to do?

　② What time will you finish?

　③ Where should we meet?

　④ When is Lance's party?

数　学

問題

29年度

[Ⅰ] 次の空欄をうめよ。

(1) $\dfrac{\sqrt{5}+\sqrt{3}}{\sqrt{5}-\sqrt{3}}$ の整数部分を a，小数部分を b とすると，

$a=\boxed{\text{ア}}$，$b=\sqrt{\boxed{\text{イウ}}}-\boxed{\text{エ}}$ である。

(2) $0<x<\pi$ において，$\sin 2x=-\sqrt{3}\sin x$ の解は $\dfrac{\boxed{\text{オ}}}{\boxed{\text{カ}}}\pi$ である。

(3) 1個のサイコロを3回投げて，目の和が6になる確率は，

$\dfrac{\boxed{\text{キ}}}{\boxed{\text{クケコ}}}$ になる。

(4) $\displaystyle\lim_{x\to -1}\dfrac{x^3+ax+b}{x+1}=1$ のとき，$a=\boxed{\text{サシ}}$，$b=\boxed{\text{スセ}}$ である。

(5) 面積12の $\triangle$OAB に対して，点Pが

$$\overrightarrow{\mathrm{OP}}=s\overrightarrow{\mathrm{OA}}+t\overrightarrow{\mathrm{OB}},\quad s\geqq 0,\ t\geqq 0,\ 4s+9t\leqq 3$$

を満たしながら動くとき，点Pの存在範囲の面積は $\boxed{\text{ソ}}$ である。

[Ⅱ]　実数 a, b が $a+b=a^2+b^2$ を満たす。$a+b=x$ とおくとき，
次の空欄をうめよ。

(1)　ab を x を用いて表すと，$ab = \dfrac{x^{\boxed{ア}} - x}{\boxed{イ}}$ である。

(2)　x のとりうる値の範囲は，$\boxed{ウ} \leqq x \leqq \boxed{エ}$ である。

(3)　a^3+b^3 を x を用いて表すと，$a^3+b^3 = \dfrac{x^{\boxed{オ}}\left(\boxed{カ}-x\right)}{\boxed{キ}}$ である。

(4)　$x = \boxed{ク}$ のとき，a^3+b^3 は最小値 $\boxed{ケ}$ をとる。

(5)　$x = \boxed{コ}$ のとき，a^3+b^3 は最大値 $\boxed{サ}$ をとる。

[Ⅲ] △ABC があり，AB = 8，AC = 3，∠A = 60°である。

なお，辺 AB，辺 AC 上に点 D，E がある。D と E は辺 AB と辺 AC をそれぞれ $(4-t):t$，$t:(3-t)$ に内分する点である。

このとき，次の空欄をうめよ。

(1) BC = ア である。

(2) △ABC の面積は イ√ウ である。

(3) $t=\dfrac{1}{2}$ のとき，△ADE の面積は $\dfrac{エ\sqrt{オ}}{カ}$ となる。

(4) △ADE の面積が最大となるのは，$t=$ キ のときであり，そのときの面積は ク√ケ である。

(5) 線分 DE が最も短くなるのは，$t=\dfrac{コサ}{シ}$ のときであり，そのときの長さは $\dfrac{ス\sqrt{セソ}}{タ}$ である。

(6) (4)で求めた t のとき，点 D を通り辺 AC に平行な直線と辺 BC との交点を F とおく。さらに線分 DE と辺 BC をともに延長して得られる交点を G とおく。

このとき，線分 $DF=\dfrac{チ}{ツ}$ より，

△BGD の面積は テ√ト である。

化　学

問題

29年度

必要があれば原子量は次の値を使うこと。

| H | 1.0 | C | 12 | N | 14 | O | 16 |

| S | 32 | Cl | 35.5 | Ca | 40 | Cu | 64 | Pt | 195 |

[Ⅰ]　次の問1～3に答えよ。

問1　次の問(ア)～(エ)に答えよ。

(ア)　互いに同素体である物質の組合せを，次の(1)～(6)のうちから一つ選べ。　| 1 |

（1）　メタノールとエタノール　　（2）　赤リンと黄リン

（3）　ヘリウムとネオン　　　　　（4）　^{35}Cl と ^{37}Cl

（5）　塩化鉄(Ⅱ)と塩化鉄(Ⅲ)　　（6）　一酸化炭素と二酸化炭素

(イ)　1価の陰イオンに最もなりやすい原子を，次の(1)～(5)のうちから一つ選べ。　| 2 |

（1）　Cl　　（2）　Ne　　（3）　Na　　（4）　O　　（5）　Mg

(ウ)　配位結合が含まれる物質を，次の(1)～(5)のうちから一つ選べ。
　| 3 |

（1）　NH_3　　（2）　CO_2　　（3）　NH_4Cl　　（4）　NaOH
（5）　$CaCl_2$

（エ）　分子内に二重結合をもつ分子を，次の（1）～（5）のうちから一つ選べ。　4

（1）　窒素分子　　　（2）　水素分子　　　（3）　エタノール
（4）　エチレン　　　（5）　塩化ナトリウム

問2　次の記述（a）～（d）について，最も適切な元素はどれか。下の（1）～（7）のうちから，それぞれ一つずつ選べ。

（a）　周期表の1，2族と12～18族の元素である。原子の価電子の数が周期的に変化するために，周期表の縦の列に並んだ元素どうしの性質が似ている。　5

（b）　周期表の3～11族の元素である。原子の最外殻電子の数がほとんど1または2個であり，周期表で横に並んだ元素どうしの性質が似ていることが多い。　6

（c）　水素Hを除く1族元素であり，1個の価電子をもつ。　7

（d）　価電子の数が0個で，安定な電子配置をもつ。　8

（1）　金属元素　　　　　　　　（2）　非金属元素
（3）　典型元素　　　　　　　　（4）　遷移元素
（5）　アルカリ金属元素　　　　（6）　アルカリ土類金属元素
（7）　希ガス元素

問3　体積 10 cm^3 の氷に，水分子は何個含まれるか。最も適当な数値を，次の（1）～（0）のうちから一つ選べ。ただし，氷の密度は 0.91 g/cm^3 とし，アボガドロ定数は $6.0 \times 10^{23}/\text{mol}$ とする。　9　個

（1）　3.0×10^{22}　　（2）　3.3×10^{22}　　（3）　3.7×10^{22}　　（4）　5.0×10^{22}

（5）　3.0×10^{23}　　（6）　3.3×10^{23}　　（7）　3.7×10^{23}　　（8）　5.0×10^{23}

（9）　6.0×10^{23}　　（0）　6.0×10^{24}

徳島文理大学（薬）29 年度　(21)

[Ⅱ]　次の問 1 ～ 4 に答えよ。

問 1　白金電極を用いて，硫酸銅（Ⅱ）$CuSO_4$ 水溶液を 2.0 A の電流で 32 分 10
秒間電気分解した。次の問（ア）～（ウ）に答えよ。ただし，ファラデー定数
を $F = 9.65 \times 10^4$ C/mol，標準状態での気体のモル体積を 22.4 L/mol とす
る。

（ア）　陽極および陰極でそれぞれ析出する金属と発生する気体の正しい組
合せはどれか。次の（1）～（8）のうちから一つ選べ。　10

	陽極	陰極
（1）	銅	酸素
（2）	銅	水素
（3）	白金	酸素
（4）	白金	水素
（5）	酸素	銅
（6）	水素	銅
（7）	酸素	白金
（8）	水素	白金

（イ）　析出した金属は何 g か。最も適当な数値を次の（1）～（0）のうちか
ら一つ選べ。　11　g

（1）　0.64　　（2）　1.28　　（3）　1.92　　（4）　1.95
（5）　2.56　　（6）　3.20　　（7）　3.90　　（8）　5.85
（9）　7.80　　（0）　9.75

（ウ）　発生する気体の体積は標準状態で何Lか。最も適当な数値を次の
（1）～（0）のうちから一つ選べ。　12　L

（1）　0.11　　　（2）　0.22　　　（3）　0.34　　　（4）　0.45
（5）　0.56　　　（6）　0.67　　　（7）　0.78　　　（8）　0.90
（9）　1.01　　　（0）　1.12

問2　次の化学反応式（1）～（5）のうち，下線部の物質が酸化剤として働いて
いるものを一つ選べ。　13

（1）　2$\underline{HCl}$　＋　Zn　⟶　$ZnCl_2$　＋　H_2
（2）　2$\underline{C_2H_6}$　＋　$7O_2$　⟶　$4CO_2$　＋　$6H_2O$
（3）　2$\underline{K}$　＋　$2H_2O$　⟶　2KOH　＋　H_2
（4）　2$\underline{H_2S}$　＋　SO_2　⟶　3S　＋　$2H_2O$
（5）　2$\underline{KI}$　＋　Cl_2　⟶　2KCl　＋　I_2

問3　25℃で，0.10 mol/L の尿素水溶液と同じ大きさの浸透圧を示す塩化カル
シウム $CaCl_2$ 水溶液を 2.0 L つくるには，塩化カルシウム何 g を水に溶か
せばよいか。最も適当な数値を次の（1）～（9）のうちから一つ選べ。ただ
し，塩化カルシウムは完全に電離するものとする。　14　g

（1）　1.11　　　（2）　2.22　　　（3）　3.33　　　（4）　3.70
（5）　7.40　　　（6）　11.1　　　（7）　14.8　　　（8）　18.5
（9）　22.2

問 4 次の熱化学方程式（1）～（6）のうち，溶解熱を表しているものを一つ選べ。$\boxed{15}$

（1）　$HCl\ aq + NaOH\ aq = NaCl\ aq + H_2O(液) + 56.5\ kJ$

（2）　$H_2SO_4(液) + aq = H_2SO_4\ aq + 95.3\ kJ$

（3）　$H_2(気) + \dfrac{1}{2}O_2(気) = H_2O(液) + 286\ kJ$

（4）　$CO(気) + \dfrac{1}{2}O_2(気) = CO_2(気) + 283\ kJ$

（5）　$C(黒鉛) + 2H_2(気) = CH_4(気) + 74.9\ kJ$

（6）　$H_2O(固) = H_2O(液) - 6.0\ kJ$

[Ⅲ] 次の問 1 ～ 4 に答えよ。

問 1 炭素とケイ素に関する次の記述 (a) ～ (e) について，その内容に誤りを含むものの組合せはどれか。下の (1) ～ (0) のうちから一つ選べ。 16

(a) フラーレンは C_{60}，C_{70} などの分子式をもった球状の分子であり，アルカリ金属を添加したものが超伝導性を示すことがわかっている。

(b) 一酸化炭素は大気中に約 0.04 ％含まれる無色・無臭の気体で，工業的には石灰石を強熱して製造される。

(c) 二酸化炭素の固体はドライアイスと呼ばれ，1.0×10^5 Pa の下では -79℃で昇華して周囲から熱を奪うので，冷却剤として用いられる。

(d) ケイ素の結晶は灰黒色で金属光沢があるが，電気伝導性を示さないので絶縁体に用いられる。

(e) 二酸化ケイ素は水に溶けにくい安定な化合物であるが，塩基と加熱すると反応し，ケイ酸塩を生じる。

(1) (a , b)　(2) (a , c)　(3) (a , d)
(4) (a , e)　(5) (b , c)　(6) (b , d)
(7) (b , e)　(8) (c , d)　(9) (c , e)
(0) (d , e)

問2 窒素に関する次の記述（a）～（e）について，その内容に誤りを含むものの組合せはどれか。下の（1）～（0）のうちから一つ選べ。 17

（a） 同族元素にリンがある。
（b） 原子は4個の価電子をもつ。
（c） 空気の約78%（体積）を占める気体である。
（d） 液体空気の分留により得られる。
（e） 常温・常圧で水素と容易に反応し，アンモニアとなる。

（1）（a，b） （2）（a，c） （3）（a，d）
（4）（a，e） （5）（b，c） （6）（b，d）
（7）（b，e） （8）（c，d） （9）（c，e）
（0）（d，e）

問3 Ag^+, Cu^{2+}, Al^{3+}, Zn^{2+}, Ca^{2+}, K^+ の6種類の金属イオンを含む混合水溶液に，次の図1の操作①～操作⑤を行い，各金属イオンを分離した。操作①～操作⑤にあてはまる最も適切な操作法を，下の(1)～(6)からそれぞれ一つずつ選べ。同じものを繰り返し選んでもよい。

操作① [18]　操作② [19]　操作③ [20]
操作④ [21]　操作⑤ [22]

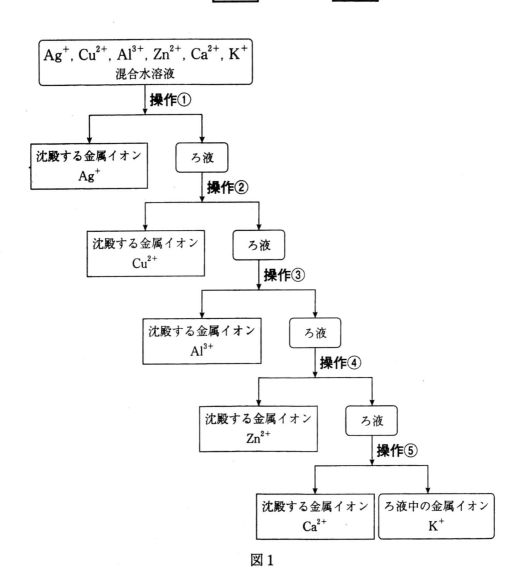

図1

（1）　多量の水酸化ナトリウム水溶液を加えて塩基性にする。

（2）　多量のアンモニア水を加えて塩基性にする。

（3）　炭酸アンモニウム水溶液を加える。

（4）　硫化水素を通じる。

（5）　希硝酸を加える。

（6）　希塩酸を加える。

問4 次の(ア)~(オ)の気体の性質として最も適切なものを，下の(1)~(0)からそれぞれ一つずつ選べ。

(ア) 塩化水素 ☐23☐　(イ) フッ化水素 ☐24☐

(ウ) 塩素 ☐25☐　(エ) 二酸化窒素 ☐26☐

(オ) 二酸化硫黄 ☐27☐

(1) 塩化アンモニウムと水酸化カルシウムの混合物を加熱すると発生する。

(2) 石灰水に吸収されて，炭酸カルシウムの白色沈殿を生じる。

(3) 硫化鉄(Ⅱ)に希硫酸を加えると発生する。

(4) 水に溶かすと亜硫酸となって電離し，弱い酸性を示す。

(5) アンモニアと接すると塩化アンモニウムの白煙が生じる。

(6) ギ酸に濃硫酸を加え，加熱すると発生する。

(7) 酸化マンガン(Ⅳ)に濃塩酸を加え，加熱すると発生する。

(8) 蛍石の粉末に濃硫酸を加え，加熱すると発生する。

(9) 水に溶けにくく，酸化されやすい無色の気体で，銅と希硝酸を反応させると発生する。

(0) 水に溶けやすく，刺激臭をもつ赤褐色の気体で，銅と濃硝酸を反応させると発生する。

[Ⅳ] 次の問1～3に答えよ。

問1 アミノ酸に関する次の記述(ア)～(エ)について，その内容の正誤の組合せが正しいものはどれか。下の(1)～(8)のうちから一つ選べ。 28

(ア) 構造が最も単純なグリシンに含まれる炭素原子の数は，1つである。

(イ) ニンヒドリン水溶液は，アミノ基と反応して紫色を呈する。

(ウ) アラニンをpH2で電気泳動させると，陽極側に移動する。

(エ) すべてのα-アミノ酸には，不斉炭素原子がある。

	(ア)	(イ)	(ウ)	(エ)
(1)	正	誤	正	誤
(2)	誤	誤	正	正
(3)	正	正	正	誤
(4)	誤	正	誤	正
(5)	正	正	誤	正
(6)	誤	誤	誤	誤
(7)	誤	正	誤	誤
(8)	正	誤	正	正

問2 次の問(ア)〜(ウ)に答えよ。

(ア) 次の図2の空欄にあてはまる化合物(A)〜(F)として，最も適切な構造式を下のa群(1)〜(0)のうちから一つずつ選べ。

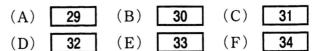

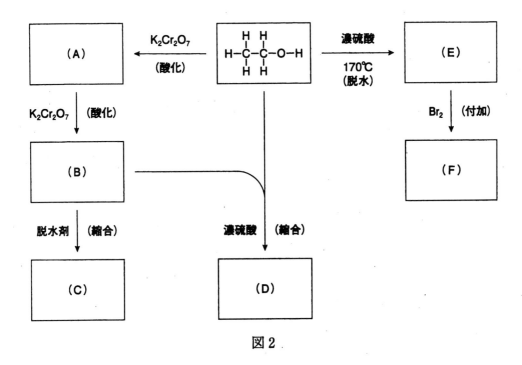

図2

a 群

```
  H O                 H O              H  H            H     H
  | ||                | ||             |  |             \   /
H-C-C-O-H           H-C-C-H          H-C-C-H            C=C
  |                   |               |  |             /   \
  H                   H               H  H            H     H
   （1）               （2）            （3）              （4）


  H Br                H Br            Br    H
  | |                 | |              \   /
H-C-C-H             H-C-C-H            C=C
  | |                 | |             /   \
  Br H                H H            H     Br
   （5）               （6）             （7）


  H O   H H           H O  O H          H O O H
  | ||  | |           | || || |         | || || |
H-C-C-O-C-C-H       H-C-C-O-C-C-H     H-C-C-C-C-H
  |     | |           |        |        |      |
  H     H H           H        H        H      H
     （8）                （9）              （0）
```

（イ）　次の記述（1）～（4）のうち，図2の化合物（C）の性質として最も適切なものを一つ選べ。　$\boxed{35}$

（1）　無色の液体で，酸性を示す。

（2）　アニリンを作用させると，アミド結合が生成する。

（3）　フェーリング液と共に加熱すると，赤色の沈殿が生成する。

（4）　水と反応すると，エタノールが生成する。

（ウ）　次の記述（1）～（4）のうち，図2の化合物（D）の性質として最も適切なものを一つ選べ。　$\boxed{36}$

（1）　揮発性の液体で，水より重い。

（2）　アンモニア性硝酸銀水溶液を加えて温めると，器壁に銀が生じる。

（3）　カルボン酸の一種で酸性を示す。

（4）　希硫酸を加えて加熱すると，酢酸とエタノールが生成する。

徳島文理大学（薬）29 年度 （32）

問3 次の記述に関する問(ア)～(エ)に答えよ。

　炭素，水素，酸素のみからなる，構造未知の化合物Aがある。化合物A
は，ベンゼン環とエステル結合をもち，また分子量が200以下であること
がわかっている。化合物Aの 300 mg を，酸素存在下に完全燃焼させると，
792 mg の二酸化炭素と，180 mg の水が生じた。また，化合物Aを塩酸で
処理すると，ベンゼン環をもつ化合物Bと，酸性の化合物Cに加水分解さ
れた。化合物Bに，塩化鉄(Ⅲ)水溶液を加えても呈色しなかった。化合物
Cは還元性を示さず，炭酸水素ナトリウム水溶液を加えると，ガスDが発
生した。

(ア)　300 mg の化合物Aに含まれる炭素の質量〔mg〕として最も適当な
　　数値を，次の(1)～(8)のうちから一つ選べ。　| 37 |　mg

　　(1)　82　　　　(2)　128　　　(3)　132　　　(4)　135
　　(5)　164　　　(6)　186　　　(7)　192　　　(8)　216

(イ)　化合物Aの分子式として最も適切なものを，次の(1)～(8)のうち
　　から一つ選べ。　| 38 |

　　(1)　$C_{11}H_{14}O_3$　　　　(2)　$C_{11}H_{14}O_2$　　　　(3)　$C_9H_{10}O_3$
　　(4)　$C_9H_{10}O_2$　　　　(5)　$C_8H_8O_2$　　　　(6)　C_8H_8O
　　(7)　$C_7H_6O_3$　　　　(8)　$C_7H_6O_2$

（ウ）　化合物Bに関する次の記述（1）〜（5）のうち，最も適切なものを一つ選べ。　39

   （1）　フェノールの一種である。
   （2）　カルボキシ基を有する。
   （3）　エステル結合を有する。
   （4）　酸化するとケトンになる。
   （5）　ベンズアルデヒドを還元すると生成する。

（エ）　ガスDに関する次の記述（1）〜（5）のうち，最も適切なものを一つ選べ。　40

   （1）　酸化マンガン(Ⅳ)による，過酸化水素の分解でも得られる。
   （2）　水の電気分解によっても得られる。
   （3）　空気中で点火すると，淡い青色の炎を出して燃える。
   （4）　還元性がある。
   （5）　水溶液は弱い酸性を示す。

英 語

解答

29年度

I

〔解答〕

問1 (ア)② (イ)④ (ウ)② (エ)③ (オ)②

問2 (a)② (b)③ (c)② (d)① (e)③
(f)④ (g)③ (h)② (i)② (j)④
(k)② (l)③

問3 (A)④ (B)④

問4 ③

問5 [1]② [2]④ [3]③ [4]④ [5]②

〔出題者が求めたポイント〕

空所補充、英文訳、代名詞、関係詞、助動詞、内容把握
和訳問題は全訳該当箇所の下線部参照。

問1 (ア) A rather than B「B ではなく A」
(= A instead of B / A, not B / not B but A)
(イ) the first person to *do*「〜する初めての人」
who ならば三単現で直後は produces となる。
(ウ) 期間をあらわす前置詞は for
(エ) reason につく前置詞は for
(オ) suffer from 〜「〜を患う」

問3 (A) 前文の主語が平行移動
(B) 直前の名詞

問4 ① 関係代名詞目的格
② 形容詞
③ 接続詞(同格となる名詞節)
④ 接続詞(目的語となる名詞節)

問5 全訳該当箇所の ☐ も参照。
[1] 第1段落最終文
[2] 第2段落第3文
[3] 第3段落最終文
[4] 第5段落第2文
[5] 最終段落最終文

〔全訳〕

人体のような (a)②有機体を構成している細胞の始まりは ES 細胞(胚性幹細胞)である。この幹細胞が後に分化して、(b)③さまざまな身体的機能を果たし、たとえば、心臓組織や肺、筋肉、その他の器官(臓器)を構成する細胞になる。iPS 細胞(人工多能性幹細胞)は ES 細胞(胚性幹細胞)に似ており、(A)それらもまた、(c)②多種多様な特定の細胞に分化させることができる可能性を持っている。違いは、iPS 細胞が実験室で、胎児の細胞ではなく、[1]大人の細胞をもとにして遺伝子操作が行われていることである。

iPS 細胞研究の中心は日本人科学者の山中伸弥である。2006 年、京都大学教授である山中は (d)①歴史的偉業を成し遂げた。彼は iPS 細胞を初めて作ったのだ。彼によれば、ネズミの [2]皮膚細胞は始原幹細胞に戻すよう変化させることができ、(e)③次に、多種多様な成熟細胞を生み出すために使われ得る。そして、ちょうど1年後に山中チームはヒト iPS 細胞を生み出した。その先駆的研究に対して、山中はノーベル生理学・医学賞を

2012 年に授与された。

2010 年には、(f)④メスのネズミの iPS 細胞を使って、京都大学のチームがネズミの卵子を生み出すことに成功した。皮膚細胞がネズミの卵巣細胞と混ぜられ、ネズミに 4 週間植え付けられ、次に卵子が実験室で集められ、培養され、そして受精されてから代理母に植え付けられた。その後、3 匹の健康な [3]ネズミ が生まれ、その 3 匹すべてが成長して、生殖能力のある成体になった。

健康なネズミが皮膚細胞から生殖できるという発見は、(g)③生殖生物学における大きな発展を意味する。これは、子供がほしいが、多くの理由で (h)②子供を産むことができない多くの人々に希望を与えている。たとえば、女性の中には (i)②健康上の理由、もしくはガン治療を受けているという理由で発育可能な卵子を生み出せない人がいる。年を取りすぎていて、健康的な卵子を生み出せない人もいる。なぜなら、女性の出産能力は 40 歳くらいで (j)④低下しはじめるからだ。(k)②出産の役割に加えて、iPS 細胞は既に薬剤開発や臓器移植の研究で使用されている。

しかし、こういった最近の研究は「デザイナー・ベビー」誕生への扉を開く可能性もある。これは、(l)③大きな論争をひきおこしている概念である。明らかなことだが、社会政策と [4]倫理基準 が生体医療の発見と調和するように発展しなくてはならない。

その一方で、iPS 細胞研究のもう 1 つの大発見が 2014 年 9 月 12 日にあった。日本の研究チームが世界で初めて、iPS 細胞でできた網膜のシートを [5]眼病 を患っている女性に移植することに成功したのだ。

II

〔解答〕

問1④ 問2① 問3③ 問4③ 問5③
問6③ 問7② 問8②

〔出題者が求めたポイント〕

アクセント

-tion, -tive, -sial, -ic(s) は直前にアクセント
-ee(r) は語尾自体にアクセント
re-, -ism, -ment などの接頭辞・接尾辞はアクセントの位置に影響しない。

III

〔解答〕

問1③ 問2②

〔出題者が求めたポイント〕

アクセント

問1 ①は第1音節、③は第2音節、②④は第3音節
問2 ③は第1音節、①④は第2音節、②は第3音節

徳島文理大学（薬） 29年度 （35）

Ⅳ
〔解答〕

問1 ③　　問2 ①　　問3 ③　　問4 ④　　問5 ③
問6 ①　　問7 ①　　問8 ①　　問9 ③　　問10 ②

〔出題者が求めたポイント〕
発音

問1. [æ]　　問2. [aːr]　　問3. [ʌ]　　問4. [ei]
問5. [ʌ]　　問6. [ɔːr]　　問7. [i]　　問8. [ai]
問9. [dʒ]　　問10. [t]

Ⅴ
〔解答〕

問1 ④　　問2 ④　　問3 ④　　問4 ③　　問5 ②

〔出題者が求めたポイント〕
準動詞、関係詞、形容詞

問1. Having finished his work,（完了形の分詞構文）
　　= Because he had finished his work,
問2. whom to consult with「誰に相談すべきか」
問3. Considering her age,「彼女の年齢を考えると」
　　（独立分詞構文）
問4. convenient の主語に人は不可。
問5. A is reflected on B「A が B に映っている」の関係
　　が基礎にある。see A done「A が〜されるのを見る」

Ⅵ
〔解答〕

問1 ③　　問2 ③　　問3 ②　　問4 ④　　問5 ③
問6 ④　　問7 ①　　問8 ②　　問9 ④　　問10 ③

〔出題者が求めたポイント〕
熟語、副詞、形容詞

問1. look it［= the word］up in the dictionary
　　「単語の意味を辞書で調べる」
問2. 「面白ければどんな本でもいいです」
　　肯定文での any 〜 は「どんな〜でも」
問3. How soon 〜 ?「どれほどすぐに〜?」
　　→ in a few minutes「数分後に」
問4. have had enough of 〜「〜にはもうウンザリだ」
問5. scarcely「ほとんど〜ない」（= hardly）と
　　rarely「めったに〜ない」（= seldom）を正しく区別
　　すること。
問6. no(t) 〜 either「（2つあるうちの）どちらも〜ない」
問7. not 〜 any more「もはや〜ない」
問8. every two hours「2時間おきに」
問9. later than usual「いつもより遅く」
問10. 「あなたがほとんどテストで間違いをしなかった
　　ので私はとても嬉しい」。
　　a few は肯定、few は否定に力点がある。

Ⅶ
〔解答〕

問1 ③　　問2 ④　　問3 ②　　問4 ④　　問5 ①

〔出題者が求めたポイント〕
会話文
問1
　A「ママ、少しお金貸してくれる?」
　B「さあね、Patty。③何のためにお金が欲しいの?」
　A「友達と来週コンサートに行きたいんだ」
　B「まずお父さんと相談させて」
問2
　A「夕食に出かけたい?」
　B「もちろん。いいね」
　A「ブロード・ビーチの新しいショッピングモールに
　　行こうよ」
　B「そこには何があるの?」
　A「レストランがたくさんあるから、きっと④我々が
　　好きなのが見つかると思うよ」
　B「オッケー、君に選んでもらいたいな。そして、後
　　でたぶん映画が見れるよね」
問3
　A「君のテニスシューズいいね。どこで買ったの?」
　B「イースト・フィールドの店で。行ったときにすご
　　いセールをやってたんだ」
　A「②まだセールやってるかどうか知ってる?」
　B「実は、先週終わったんだ」
　A「オウ、それは残念。ボクもこういうシューズが一
　　足欲しかったんだ」
　B「ごめん。知ってたら、もっと早くセールのことを
　　君に言ってたんだけどね。」
問4
　A「すみません。これはブリスベン行きの電車です
　　か?」
　B「いいえ。3番ホームに行かなくてはなりません」
　A「ありがとう。④そこに着くのに十分時間はありま
　　すか?」
　B「数分後に出るので、急いだほうが良いですよ」
問5
　A「お父さん、10時ごろに帰るよ」
　B「それはかなり遅いね。①何をするつもりだい?」
　A「ランスが彼の家のパーティにボクを招待してくれ
　　たんだ」
　B「オッケー。でも終わったら、必ずまっすぐ家に帰っ
　　てくるんだよ」

数　学

解　答　29年度

I

〔解答〕

(1)

ア	イ	ウ	エ
7	1	5	3

(2)

オ	カ
5	6

(3)

キ	ク	ケ	コ
5	1	0	8

(4)

サ	シ	ス	セ
−	2	−	1

(5)

ソ
3

〔出題者が求めたポイント〕

(1) 平方根
$(a-b)(a+b)=a^2-b^2$ を利用して，分母を有理化する。$n^2<x<(n+1)^2$ から $\sqrt{x}$ の整数部分は n である。

(2) 三角関数
$\sin 2x = 2\sin x \cos x$

(3) 確率
目の和が6となる場合をあげて，一回目，二回目，三回目の目の出方がそれぞれ何通りあるかを調べる。

(4) 極限値
$x=-1$ のとき，分母$=0$ より 分子$=0$
これから，b を a で表わし，分子を因数分解して，分数を約分し，$x=-1$ を代入する。

(5) ベクトル
$\overrightarrow{OP}=m\overrightarrow{OA}+n\overrightarrow{OB}$ で $m+n \leqq 1$ のとき，P の存在範囲は，△OAB である。

〔解答のプロセス〕

(1) $\dfrac{(\sqrt{5}+\sqrt{3})(\sqrt{5}+\sqrt{3})}{(\sqrt{5}-\sqrt{3})(\sqrt{5}+\sqrt{3})}=\dfrac{8+2\sqrt{15}}{2}=4+\sqrt{15}$

$9<15<16$ より $\sqrt{15}=3+b$ (b は小数部分)
よって，$4+3+b=7+b$, 整数部分は，7
$b=\sqrt{15}-3$

(2) $\sin 2x=2\sin x\cos x$ より
$2\sin x\cos x=-\sqrt{3}\sin x$
$\sin x(2\cos x+\sqrt{3})=0$
$\sin x=0$ のとき，$x=0, \pi$ (範囲外)
$\cos x=-\dfrac{\sqrt{3}}{2}$ のとき，$x=\dfrac{5}{6}\pi$

(3) 6になるのは，(1, 1, 4), (1, 2, 3), (2, 2, 2)
(1, 1, 4) の目の出方は，$_3C_1=3$ (通り)
(1, 2, 3) の目の出方は，$3!=6$ (通り)
(2, 2, 2) の目の出方は，1 (通り)
確率は，$\dfrac{3+6+1}{6^3}=\dfrac{10}{216}=\dfrac{5}{108}$

(4) $f(x)=x^3+ax+b$ とする。
$x=-1$ のとき，分母$=0$ なので，$f(-1)=0$
$-1-a+b=0$ よって，$b=a+1$
$f(x)=x^3+ax+a+1=(x+1)(x^2-x+a+1)$
$\displaystyle\lim_{x\to-1}\dfrac{(x+1)(x^2-x+a+1)}{x+1}=\lim_{x\to-1}(x^2-x+a+1)$
よって，$1+1+a+1=1$

従って，$a=-2, b=-1$

(5) $\dfrac{4}{3}s+3t\leqq 1$ なので，

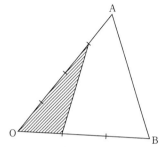

$\overrightarrow{OP}=\dfrac{4}{3}s\left(\dfrac{3}{4}\overrightarrow{OA}\right)+3t\left(\dfrac{1}{3}\overrightarrow{OB}\right)$

$S=\dfrac{1}{2}\left(\dfrac{3}{4}OA\right)\left(\dfrac{1}{3}OB\right)\sin O$

$=\dfrac{1}{4}\left(\dfrac{1}{2}OA\cdot OB\sin O\right)$

$=\dfrac{1}{4}\cdot 12=3$

II

〔解答〕

(1)

ア	イ
2	2

(2)

ウ	エ
0	2

(3)

オ	カ	キ
2	3	2

(4)

ク	ケ
0	0

(5)

コ	サ
2	2

〔出題者が求めたポイント〕

2次関数，微分法

(1) $ab=\dfrac{(a+b)^2-(a^2+b^2)}{2}$

(2) $a^2+b^2\geqq 2ab$ より求める。

(3) $a^3+b^3=(a+b)(a^2-ab+b^2)$

(4)(5) $y=a^3+b^3$ とし，y を x で微分して，増減表をつくる。

〔解答のプロセス〕

(1) $ab=\dfrac{(a+b)^2-(a^2+b^2)}{2}=\dfrac{x^2-x}{2}$

(2) $a^2+b^2\geqq 2ab$ より
$x\geqq x^2-x$ よって，$x^2-2x\leqq 0$
$x(x-2)\leqq 0$ 従って，$0\leqq x\leqq 2$

(3) $a^3+b^3=(a+b)(a^2+b^2-ab)$

$=x\left(x-\dfrac{x^2-x}{2}\right)=\dfrac{x^2(3-x)}{2}$

(4) $y=a^3+b^3$ とおく

$y=-\dfrac{1}{2}x^3+\dfrac{3}{2}x^2$

$$y' = -\frac{3}{2}x^2 + 3x = -\frac{3}{2}x(x-2)$$

x	0		2
y'	0	+	0
y	最小	↗	最大

$x = 0$ のとき, 最小値 0

(5) $x = 2$ のとき, 最大値 $-\frac{1}{2}8 + \frac{3}{2}4 = 2$

III
〔解答〕
(1) ア: 7
(2) イウ: 6 3
(3) エオカ: 7 3 8
(4) キクケ: 2 2 3
(5) コサシスセソタ: 2 0 7 4 2 1 7
(6) チツテト: 3 2 6 3

〔出題者が求めたポイント〕

三角比, 2次関数

(1) $BC^2 = AB^2 + AC^2 - 2AB \cdot AC \cos \angle BAC$

(2) $\triangle ABC$ の面積は, $\frac{1}{2} AB \cdot AC \sin \angle BAC$

(3) AD, AE を求め, $\frac{1}{2} AD \cdot AE \sin \angle BAC$

(4) (3)と同様に, $\triangle ADE$ の面積 S を求める。
S を t について平方完成させて最大となる t と最大値を求める。

(5) $DE^2 = AD^2 + AE^2 - 2AD \cdot AE \cos \angle BAC$
DE^2 を t について平方完成させて最小となる t と最小値を求める。

(6) $DF \parallel AC$, $\triangle BAC \infty \triangle BDF$
$\triangle GEC \infty \triangle GDF$
より DF, BG を求めて,
$\triangle BGD$ の面積は, $\frac{1}{2} BD \cdot BG \sin \angle ABC$
$\cos \angle ABC = \frac{AB^2 + BC^2 - AC^2}{2 \cdot AB \cdot BC}$

〔解答のプロセス〕

(1) $BC^2 = 8^2 + 3^2 - 2 \cdot 8 \cdot 3 \cos 60°$
$= 64 + 9 - 24 = 49$
従って, $BC = 7$

(2) $\frac{1}{2} 8 \cdot 3 \sin 60° = \frac{24}{2} \frac{\sqrt{3}}{2} = 6\sqrt{3}$

(3) $AD = 8 \frac{1}{4} \left(4 - \frac{1}{2}\right) = 2 \frac{7}{2} = 7$

$AE = 3 \frac{1}{3}\left(\frac{1}{2}\right) = \frac{1}{2}$

$\triangle ADE = \frac{1}{2} 7 \frac{1}{2} \frac{\sqrt{3}}{2} = \frac{7\sqrt{3}}{8}$

(4) $AD = 8 \frac{4-t}{4} = 8 - 2t$

$AE = 3 \frac{t}{3} = t$

$\triangle ADE$ の面積を S とすると,
$S = \frac{1}{2}(8 - 2t)t \frac{\sqrt{3}}{2} = -\frac{\sqrt{3}}{2}(t^2 - 4t)$
$= -\frac{\sqrt{3}}{2}(t - 2)^2 + 2\sqrt{3}$

$t = 2$ のとき最大となり, 最大値は $S = 2\sqrt{3}$

(5) $AD = 8 - 2t$, $AE = t$
$DE^2 = (8 - 2t)^2 + t^2 - 2(8 - 2t)t \frac{1}{2}$
$= 7t^2 - 40t + 64$
$= 7\left(t^2 - \frac{40}{7}t\right) + 64$
$= 7\left(t - \frac{20}{7}\right)^2 - \frac{400}{7} + \frac{448}{7}$
$= 7\left(t - \frac{20}{7}\right)^2 + \frac{48}{7}$

$t = \frac{20}{7}$ のとき最小となり, 最小値は,

$DE = \sqrt{\frac{48}{7}} = \frac{4\sqrt{3}}{\sqrt{7}} = \frac{4\sqrt{21}}{7}$

(6)

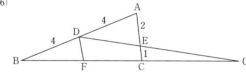

$DF \parallel AC$ より $\triangle BDF \infty \triangle BAC$
$\frac{BD}{BA} = \frac{4}{8} = \frac{1}{2}$, $BF = \frac{1}{2}7 = \frac{7}{2}(= FC)$
$DF = 3 \frac{1}{2} = \frac{3}{2}$

$DF \parallel AC$ より $\triangle GEC \infty \triangle GDF$
$\frac{EC}{DF} = 1 \cdot \frac{2}{3} = \frac{2}{3}$

$GB = x$ とすると,
$GF = x - \frac{7}{2}$, $GC = x - 7$

$GC = \frac{2}{3} GF$ より $x - 7 = \frac{2}{3}\left(x - \frac{7}{2}\right)$

$3x - 21 = 2x - 7$ よって, $x = 14$

$\cos \angle ABC = \frac{8^2 + 7^2 - 3^2}{2 \cdot 8 \cdot 7} = \frac{104}{2 \cdot 8 \cdot 7} = \frac{13}{14}$

$\sin \angle ABC = \sqrt{1 - \left(\frac{13}{14}\right)^2} = \frac{3\sqrt{3}}{14}$

$\triangle BGD$ の面積は, $\frac{1}{2} \cdot 4 \cdot 14 \frac{3\sqrt{3}}{14} = 6\sqrt{3}$

化 学

解答

29年度

Ⅰ

〔解答〕

問1 ① (2)　② (1)　③ (3)　④ (4)

問2 ⑤ (3)　⑥ (4)　⑦ (5)　⑧ (7)　⑨ (5)

〔出題者が求めたポイント〕

同素体，イオン，配位結合，分子の構造，周期表，物質量の計算

〔解答のプロセス〕

問1

① 同じ元素からできている単体でも，性質が異なるものもある。それは，結合のしかたや結晶の構造が異なるためで，それらを互いに同素体という。同素体が存在する元素は，S，C，O，P などがある。(2)の赤リンと黄リンは互いに同素体である。

② Cl は，価電子の数が7なので1個の電子を受け取り一価の陰イオンになりやすい。

③ 一方の原子の非共有電子対を，他の原子やイオンと共有する結合を配位結合といい，配位結合が含まれる物質は(3)の NH_4Cl である。NH_3 に H^+ が配位結合して NH_4^+ イオンを形成する。また，NH_4^+ 中の4つの N-H 結合は，それぞれ全く同じ性質を示し，どれが配位結合によってできた結合なのかを区別することはできない。

④ (1)窒素分子 $N≡N$，(2)水素分子 $H-H$，(3)エタノール CH_3-O-H，(4)エチレン $CH_2=CH_2$，(5)塩化ナトリウム Na^+Cl^-（分子ではない）よって，分子内に二重結合をもつ分子は(4)である。

問2

⑤～⑧ (a)は典型元素の記述である。　(b)は遷移元素の記述である。　(c)はアルカリ元素の記述である。(d)は希ガス元素の記述である。

⑨ 体積 $10\ cm^3$ の氷の質量は $10 \times 0.91 = 9.1\ g$

水分子の個数は

$$9.1 \times \frac{1}{18.0} \times 6.0 \times 10^{23} = 3.03 \times 10^{23}$$

$$≒ 3.0 \times 10^{23}（個）$$

Ⅱ

〔解答〕

問1 ⑩ (5)　⑪ (2)　⑫ (2)　問2 ⑬ (1)　問3 ⑭ (5)

問4 ⑮ (2)

〔出題者が求めたポイント〕

電気分解

〔解答のプロセス〕

問1

水溶液の電気分解の考え方。

・陰極（還元反応）について

(ⅰ) Ag^+，Cu^{2+} があるときは，Ag，Cu が析出する。

(ⅱ) それ以外は，水 H_2O または H^+ が反応して水素 H_2 が発生する。

・陽極（酸化反応）について

(ⅰ) Pt，C 以外の電極のとき：電極が陽イオンになって溶ける。

電極が Pt，C のとき：

(ⅱ) ハロゲン化物イオン（Cl^-，Br^- など）があれば，単体（Cl_2，Br_2 など）になる。

(ⅲ) それ以外は，水 H_2O または OH^- が反応して酸素 O_2 が発生する。

⑩ 陽極と陰極の反応式は次のようになる。

陽極：$2H_2O \longrightarrow O_2 + 4H^+ + 4e^-$

陰極：$Cu^{2+} + 2e^- \longrightarrow Cu$

よって，(5)が正解である。

⑪ 電気量(C) = 電流(A) × 時間(秒) より流れた電気量は，

$$2.0 \times (32 \times 60 + 10) = 3860C$$

流れた電子 e^- の物質量は，

$$\frac{3860}{9.65 \times 10^4} = 4.00 \times 10^{-2}（mol）$$

析出した銅 Cu の質量は，陰極の式から 2 mol の電子が流れると Cu1 mol が析出するので，

$$4.00 \times 10^{-2} \times \frac{1}{2} \times 64 = 1.28（g）$$

⑫ 陽極で反応する酸素の量は，陽極の式から 4 mol の電子が流れると 1 mol の酸素が反応するので，

$$4.00 \times 10^{-2} \times \frac{1}{4} \times 22.4 = 0.224 ≒ 0.22（L）$$

問2 ⑬ 酸化剤とは，相手の物質を酸化する働きをもち，自身は還元されやすい性質をもつ。すなわち，酸化剤は反応前後で酸化数が減少している物質である。

(1) $\underline{H}Cl \longrightarrow \underline{H}_2（H：+1 \longrightarrow 0）$

(2) $\underline{C}_2H6 \longrightarrow \underline{C}O_2（C：-3 \longrightarrow +4）$

(3) $\underline{K} \longrightarrow \underline{K}OH（K：0 \longrightarrow +1）$

(4) $\underline{H_2S} \longrightarrow \underline{S}（S：-2 \longrightarrow 0）$

(5) $\underline{K}I \longrightarrow \underline{I}_2（I：-1 \longrightarrow 0）$

よって，酸化剤として働いているものは(1)の反応式である。

問3 ⑭ 尿素水溶液と塩化カルシウム $CaCl_2$ 水溶液は浸透圧の公式 $π = cRT$ において，$π$，R，T が一定なので，モル濃度が等しい。塩化カルシウム $CaCl_2$ は，完全電離するので，溶質粒子はもとの3倍になる（モル濃度を3倍とみなす）。求める塩化カルシウムの質量を x(g)とおくと，

$$0.10 = \frac{\frac{x}{111}}{2.0} \times 3 \qquad x = 7.40（g）$$

問4 ⑮

(1)中和熱を表している。　(2)溶解熱を表している。

徳島文理大学（薬）　29年度　（39）

(3)水素の燃焼熱または二酸化炭素の生成熱を表している。　(4)一酸化炭素の燃焼熱を表している。
(5)メタンの生成熱を表している。　(6)水の融解熱を表している。

Ⅲ
〔解答〕
問1 16 (6)　問2 17 (7)　問3 18 (6)　19 (4)　20 (2)
21 (4)　22 (3)　問4 23 (5)　24 (8)　25 (7)　26 (0)
27 (4)

〔出題者が求めたポイント〕
14族，窒素，陽イオンの分離，気体の発生

〔解答のプロセス〕
問1　16
(a)　(正)　C_{60}，C_{70} など，球場の炭素分子をフラーレンという。アルカリ金属を転化したものが超電導性を示すことがわかっている。20 世紀後半に発見された物質であり材料医療分野などでの応用が期待されている。
(b)　(誤)　一酸化炭素ではなく二酸化炭素なら正しい記述である。
(c)　(正)　1 気圧の二酸化炭素の温度を昇華点 −79℃ よりも低くすると，ドライアイスになる。
　　　1 気圧の下では −79℃ 昇華して周囲から熱を奪うので，ドライアイスは冷却剤として用いられる。
(d)　(誤)　ケイ素は，導体と絶縁体の中間程度の電気伝導性をもつ半導体である。高純度のケイ素は，電子部品や太陽電池に利用されている。
(e)　(正)　二酸化ケイ素は水に溶けにくい安定な化合物であるが，酸性酸化物であるため，塩基と加熱すると反応する。二酸化ケイ素を炭酸ナトリウムとともに加熱するケイ酸ナトリウム Na_2SiO_3 が得られる。$SiO_2 + Na_2CO_3 \longrightarrow Na_2SiO_3 + CO_2$

問2　17
(a)　(正)　窒素とリンは互いに 15 族の元素で同族元素である。
(b)　(誤)　価電子とは，最も外側の電子殻に存在する 1 〜 7 個の電子のこと。族番号の下 1 桁に一致する。窒素は 15 族の元素なので，窒素原子は 5 個の価電子をもつ。
(c)　(正)　空気の組成(体積%)は窒素 N_2：約 78%，酸素 O_2：約 21%，アルゴン Ar：約 1% である。
(d)　(正)　分留とは，沸点の異なる液体どうしの混合物の沸点の違いを利用して，蒸発しやすい物質から気体にしてとりだしていく操作。液体窒素の沸点は約 −196℃，液体酸素の沸点は約 −183℃ であるので，分留によりまず窒素から得られ，次に酸素を得られる。
(e)　(誤)　NH_3 は工業的に H_2 と N_2 の反応によって合成される。(温度は，400 〜 600℃，100 〜 300 気圧で触媒を使って反応させる。)

問3
18　操作①から，塩酸を加えて白色の AgCl が沈殿を生じる。
19　操作②から，硫化水素を通じると黒色の CuS が沈殿を生じる。
　　硫化物の沈殿が生成するかどうかは，イオン化傾向(イオン化列)で考える。
大 Li K Ca Na Mg Al | Zn Fe Ni | Sn Pb(H) Cu Hg Ag Pt Au 小
液性によらず沈殿…Sn　Pb(H)　Cu　Hg　Ag
中性・塩基性下で沈殿…Zn　Fe　Ni
沈殿しない…Li　K　Ca　Na　Mg　Al
20　操作③から，多量のアンモニア水を加えると白色の $Al(OH)_3$ が沈殿を生じる。また，亜鉛イオンにアンモニア水を過剰に加えると，錯イオンとして溶解する。
　　$Zn(OH)_2 + 4NH_3 \longrightarrow [Zn(NH_3)_4]^{2+} + 2OH^-$
21　操作④から，硫化水素を通じると白色の ZnS が沈殿を生じる。
22　操作⑤から，炭酸アンモニウム水溶液を加えると白色の $CaCO_3$ が沈殿を生じる。

問4
23　(ア)　塩化水素の性質は(5)である。アンモニアと塩化水素を空気中で反応させると塩化アンモニウムの白煙が生じる。$NH_3 + HCl \longrightarrow NH_4Cl$
24　(イ)　フッ化水素の性質は(8)である。フッ化カルシウム(蛍石)に濃硫酸を加えて加熱するとフッ化水素が発生する。$CaF_2 + H_2SO_4 \longrightarrow CaSO_4 + 2HF$
25　(ウ)　塩素の性質は(7)である。酸化マンガン(Ⅳ)に濃塩酸を加えて加熱すると塩素が発生する。
　　$MnO_2 + 4HCl \longrightarrow MnCl_2 + Cl_2 + 2H_2O$
26　(エ)　二酸化窒素の性質は(0)である。銅に濃硝酸を加えると二酸化窒素が発生する。
　　$Cu + 4HNO_3 \longrightarrow Cu(NO_3)_2 + 2H_2O + 2NO_2$
27　(オ)　二酸化硫黄の性質は(4)である。二酸化硫黄は，水に溶けて亜硫酸となって電離し，弱酸性を示す。$SO_2 + H_2O \rightleftarrows H_2SO_3$

Ⅳ
〔解答〕
問1 28 (7)　問2 29 (2)　30 (1)　31 (9)　32 (8)
33 (4)　34 (5)　35 (2)　36 (4)　問3 37 (8)　38 (4)
39 (5)　40 (5)

〔出題者が求めたポイント〕
アミノ酸，脂肪族炭化水素，元素分析，エステルの構造決定

〔解答のプロセス〕
問1
28　(ア)　(誤)　グリシン H_2N-CH_2-COOH に含まれる炭素原子の数は，2 つである。
(イ)　(正)　ニンヒドリン(溶液)を加えると，アミノ酸やペプチドのアミノ基と反応して紫色に呈色する。

（ウ）（誤）　アラニンは中性アミノ酸なので，pH が
　　　2 のとき陽イオンになっているため，電気泳動させ
　　　ると陰極側に移動する。
（エ）（誤）　グリシンを除く α-アミノ酸には不斉炭
　　　素があり，光学異性体が存在する。
問 2　（ア）
29　化合物（A）：エタノール CH_3-CH_2-OH を酸化し
　　て得られるのでアセトアルデヒド CH_3-CHO が生
　　じる。
30　化合物（B）：アセトアルデヒド CH_3-CHO をさら
　　に酸化して得られるので酢酸 CH_3-COOH が生じ
　　る。
31　化合物（C）：酢酸を脱水して得られるので無水酢
　　酸 $(CH_3-CO)_2O$ が生じる。
32　化合物（D）：触媒として濃硫酸を加えて加熱する
　　と，酢酸 CH_3-COOH とエタノール CH_3-CH_2-OH
　　の間から水が取れて，エステルである酢酸エチル
　　$CH_3-COO-CH_2-CH_3$ が生じる。
　　　$CH_3-COOH + CH_3-CH_2-OH$
　　　　　　　$\longrightarrow CH_3-COO-CH_2-CH_3 + H_2O$
33　化合物（E）：エタノール CH_3-CH_2-OH に濃硫酸
　　を加えて，170℃ で加熱すると分子内脱水により，
　　エチレン $CH_2=CH_2$ が発生する。
34　化合物（F）：エチレン $CH_2=CH_2$ に臭素を付加す
　　ると 1，2－ジブロモエタン CH_2Br-CH_2Br が生じ
　　る。
（イ）
35　（2）が正しい選択である。
　　（C）の無水酢酸にアニリンを作用させると，アミド
　　結合 $R-CONH-R'$ が生成する。

$(CH_3-CO)_2O +$ ◯-NH_2
　　無水酢酸　　　アニリン
　　　　　$\longrightarrow CH_3CONH$-◯$+ CH_3-COOH$
　　　　　　　　　アセトアニリド　　　　酢酸
（ウ）
36　（4）が正しい選択である。
　　希硫酸を用いるとエステル化の逆反応（加水分解）が
　　起こり，エステルが分解される。
　　　$CH_3-COO-CH_2-CH_3 + H_2O$
　　　　　酢酸エチル
　　　　　　　　　$\longrightarrow CH_3-COOH + C_2H_5-OH$
　　　　　　　　　　　　　　酢酸　　　　エタノール
問 3　（ア）
37　$C : 792 \times \dfrac{12}{44} = 216$ mg

（イ）
38　$C : 216$ mg

$H : 180 \times \dfrac{2}{18} = 20$ mg

$O : 300 - (216 + 20) = 64$ mg

$C : H : O = \dfrac{216}{12} : 20 : \dfrac{64}{12} = 18 : 20 : 4 = 9 : 10 : 2$

よって，組成式は $C_9H_{10}O_2$（式量 150）
$(C_9H_{10}O_2)n \leq 200$ より，$n = 1$

よって，A の分子式は $C_9H_{10}O_2$

（ウ）

39　A に塩酸を用いるとエステル化の逆反応（加水分
　　解）が起こり，A が加水分解され B と C が得られる。
　　B は塩化鉄（Ⅲ）水溶液を加えても呈色しない。また，
　　C は酸性を示し還元性を示さないことから，B はベ
　　ンジンアルコール，C は酢酸とわかる。B のベンジ
　　ンアルコールはベンズアルデヒドを還元すると生成
　　する。よって，（5）が正解である。

（エ）

40　$NaHCO_3$ 水溶液は，炭酸よりも強い酸であるカ
　　ルボン酸と反応して二酸化炭素を生じる。
　　　$R-COOH + NaHCO_3$
　　　　　　　　$\longrightarrow R-COONa + H_2O + CO_2$
　　よって，ガス D は二酸化炭素である。D の性質と
　　して（5）が正しい記述である。

平成28年度

問 題 と 解 答

平成28年度

英 語

問題

28年度

I 次の英文を読み，下の問１〜問５に答えよ。

According to some economic analysts, Japan has been suffering （　ア　） what has been *termed a "Galapagos *syndrome." This phrase applies in particular to (a)the current phenomenon of Japanese cell-phone manufacturing. Japan once enjoyed greater economic *prosperity than (A)it does now, and (b)it is still true that Japan's technology is rated first in the world. But this can sometimes lead a country in the wrong direction. The Japanese cell-phone and smart-phone industry is a good example of this. What exactly is meant by the "Galapagos syndrome" or "Galapagosization?"

The term "Galapagosization" (c)refers to a phenomenon observed in the Galapagos Islands, which are most famous as the place where Charles Darwin studied the evolution of some living (d)creatures *native to the islands. By the time Darwin arrived, the Galapagos Islands had long ago been separated from the South American continent. They had also been isolated from (e)the rest of the world — until Western explorers eventually found (B)them. By the 1800s, as Darwin found, the many animal and plant species living on those islands had evolved （　イ　） their own way — *endemically and in complete *genetic isolation from those species found in (f)other locations.

Back to Japan's cell-phones, which are in a way like the *endemic species that Darwin encountered on the Galapagos Islands. Japanese technology *outpaced global *adoption of that technology, and the increasingly *inward focus of Japanese cell-phone manufacturers led to the creation of industry standards that were *incompatible with universal standards. U.S. cell-phone software has dominated the world, and (g)non-

Japanese Asian countries have been following the American system and manufacturing cheaper products （　ウ　） those made in Japan. (h)This has led to technological advancements being made in Japan that are incompatible for use elsewhere. Sony had a similar experience in the late 1970s when it developed a video system called "Betamax." Sony was confident that video player makers would follow its lead, but (C)they didn't: they chose the VHS system over Sony's Betamax. In the game industry, Sony's PlayStation was *counterattacked by Microsoft's Xbox. Sony, as everybody can agree, has top-class technology, but some *critics are now saying that the company should "*tone their technology down" and make their products easier for outside developers （　エ　） use. (i)Unfortunately, recent developments in the world economy have been speeding up this "Japan-only" trend. The rising value of the yen has raised the prices of Japanese products and made (D)it difficult to export them.

Today, the term "Galapagosization" refers to (j)something excellent but whose very excellence makes it difficult to use outside a certain area or group. Traveling abroad has long been very popular with Japanese young people, （　オ　） nowadays many are content to stay within Japan, where they can buy and use their own products — their own Japanese-made video games, DVDs, computers, and anime. Some people are concerned (E)that this isolating trend among young Japanese might be another example of "Galapagosization."

（出典：石谷由美子.『構造で読む英文エッセイ〈上級編〉』. 南雲堂.）

（注）　*termed ＜ term：～と呼ぶ
　　　　*syndrome：症候群
　　　　*prosperity：繁栄
　　　　*native to：～に固有の
　　　　*endemically：ある地域に特有な状態で
　　　　*genetic：遺伝的な

*endemic：ある地域に特有の

*outpaced ＜ outpace：～より先に行く，～を追い抜く

*adoption：採用

*inward：国内志向の

*incompatible：互換性がない，折り合いが悪い

*counterattacked ＜ counterattack: 反撃する

*critic(s)：批評家

*tone down：～を下げる

問1　空欄 （ ア ）～（ オ ）に入れるのに最も適したものを，それぞれ下の①～④のうちから一つずつ選べ。

空欄 （ ア ）　　 1

① under　　　　② as　　　　③ from　　　　④ to

空欄 （ イ ）　　 2

① to　　　　② in　　　　③ over　　　　④ up

空欄 （ ウ ）　　 3

① that　　　　② to　　　　③ from　　　　④ than

空欄 （ エ ）　　 4

① to　　　　② that　　　　③ make　　　　④ its

空欄 （ オ ）　　 5

① so　　　　② because　　　　③ but　　　　④ if

問2　下線部(a)〜(j)の日本語訳として最も適切なものを，それぞれ下の①〜
④のうちから一つずつ選べ。

下線部(a)　　6
　① 流れに沿った方法　　　　② 今の現象
　③ これまでの現象的な流れ　④ これまでの方法

下線部(b)　　7
　① 日本の技術が，価格の面から世界で最も良いのは今でも真実だ
　② 日本の技術が，世界で一流と評価されているのは今でも真実だ
　③ 日本の技術が，世界一と評価されているのは，現在，真実ではない
　④ 日本の技術が，それでもなお世界で一番早い発展をとげているのは真実だ

下線部(c)　　8
　① 〜に原因がある　　　　② 〜を調べる
　③ 〜を形成する　　　　　④ 〜を表している

下線部(d)　　9
　① 恐竜　　　② 創造主　　　③ 化石　　　④ 生物

下線部(e)　　10
　① 安息の地　　　　　　② 隔離された世界
　③ 世界の他の土地　　　④ 世界の静かな場所

下線部(f)　　11
　① 他の生物　　　　② 地形的に異なる特色
　③ 異なった採取方法　④ 別の場所

下線部(g) 12

① 日本以外のアジア諸国は，アメリカの方式を追い求めるのをやっとやめた

② 日本を除くアジア諸国は，アメリカの方式にずっと従っている

③ 日本を除くアジア諸国は，やっとアメリカの方式を採用した

④ 日本以外のアジア諸国は，ずっとアメリカの方式を使えないでいる

下線部(h) 13

① このことが技術発展につながり，日本で作られる製品は，日本以外での使用の際に互換性が良くなっている。

② このことが日本での技術発展につながり，日本で作られる製品が，日本国内での使用のためには互換性がなくなってきている。

③ このことにより，日本以外での使用において互換性のない技術発展が，日本でなされるようになった。

④ このことにより，日本において技術発展がなされるようになり，日本以外で作られる製品は日本国内での使用のためには互換性がなくなっている。

下線部(i) 14

① 驚いたことに　　　　　② 当然のことながら

③ 不運なことに　　　　　④ 思いがけないことに

下線部(j)　　15

① 素晴らしい何かには違いないが，特定の地域や集団が困難を抱えて使える工夫をしたもの

② 素晴らしい何かであり，使用には困難があるが，特定の地域や集団が野外で使えるようにしたもの

③ 素晴らしいものであるが，特定の地域や集団以外の人々が，苦労しながらまさにその素晴らしさを作り上げたもの

④ 素晴らしいが，まさにその素晴らしさによって特定の地域や集団以外では使用が難しくなるようなもの

問3　二重下線部(A)it, (B)them, (C)they, (D)it が指し示す内容として最も近いものを，それぞれ下の①～④のうちから一つずつ選べ。

二重下線部(A)it　　16

① phenomenon　　② Japan

③ prosperity　　④ Galapagos syndrome

二重下線部(B)them　　17

① the South American continent

② the rest of the world

③ Western explorers

④ the Galapagos Islands

二重下線部(C)they　　18

① Sony　　② Betamax

③ video player makers　　④ the VHS system

二重下線部(D)it　　19

① the yen　　② price

③ Japanese product　　④ to export them

問4　二重下線部(E)that と同じ用法の that を含む英文を，下の①〜④のうちから一つ選べ。

二重下線部(E)that　　20

① This is the umbrella that I left behind in the station last week.

② Everything that he said is true.

③ I'm confident that he will win the race.

④ The problem that he brought to me yesterday makes me nervous.

問5　本文の内容を考え，次の［1］〜［5］の空欄　21　〜　25　に入れるのに最も適したものを，それぞれ下の①〜④のうちから一つずつ選べ。

［1］ A good example of　21　can be found in the Japanese cell-phone and smart-phone industry.

① economic analysts　　　② a country

③ economy　　　④ Galapagos syndrome

［2］ Charles Darwin found that the many animals and plants in the Galapagos Islands had uniquely evolved because they are　22　from other animals and plants.

① prevented　　② right　　③ isolated　　④ observed

［3］ Ironically, industry standards in Japanese cell-phone manufacturing were often incompatible with universal standards because Japanese technology advanced very　23　.

① slowly　　② slow　　③ fast　　④ naturally

[4] According to some critics, Sony should lower the level of its technology so that foreign developers can use Sony's products more ⬚24⬚ .

① easier   ② easily   ③ differently   ④ easy

[5] Some people are worried about the fact that Japanese young people ⬚25⬚ to stay within Japan, instead of traveling abroad.

① pleased   ② tend   ③ make   ④ have

Ⅱ 次の問1～問8のそれぞれの英単語について，最も強く発音される音節の番号を一つずつ選べ。

問1   e-con-o-my   ⬚26⬚
       ① ② ③ ④

問2   ec-o-nom-ic   ⬚27⬚
       ① ② ③ ④

問3   par-tic-u-lar   ⬚28⬚
       ① ② ③ ④

問4   tech-nol-o-gy   ⬚29⬚
       ① ② ③ ④

問5   tech-no-log-i-cal   ⬚30⬚
       ① ② ③ ④ ⑤

問6   con-ti-nen-tal   ⬚31⬚
       ① ② ③ ④

問7   i-so-la-tion   ⬚32⬚
       ① ② ③ ④

問8   phe-nom-e-non   ⬚33⬚
       ① ② ③ ④

Ⅲ 次の問１～問２のそれぞれの英単語について，最も強く発音される音節の位置が同じものを，下の①～④から一つずつ選べ。

問１　i-so-late　　[34]
　　① be-hav-ior　　② av-er-age　　③ de-ter-mine　　④ ef-fi-cient

問２　in-dus-try　　[35]
　　① con-sid-er　　② con-tin-ue　　③ ap-par-ent　　④ cal-en-dar

Ⅳ 次の問１～問10のそれぞれの英単語について，下線部の発音が同じものを，下の①～④から一つずつ選べ。

問１　company　　[36]
　　① only　　② lose　　③ money　　④ gone

問２　certain　　[37]
　　① heart　　② sport　　③ corn　　④ world

問３　creature　　[38]
　　① secret　　② delicate　　③ create　　④ debate

問４　current　　[39]
　　① full　　② number　　③ truth　　④ flute

問５　animal　　[40]
　　① father　　② shake　　③ label　　④ accident

問６　focus　　[41]
　　① allow　　② both　　③ money　　④ movie

問7　value　　42

①　wash　　　②　watch　　　③　manager　　　④　Asia

問8　meant　　43

①　many　　　②　magazine　　　③　seem　　　④　finger

問9　technology　　44

①　chair　　　②　chaos　　　③　change　　　④　machine

問10　cinema　　45

①　essential　　②　syndrome　　③　special　　④　island

Ⅴ　次の問1～問5において，空欄　46　～　50　に入れるのに最も適したものを，それぞれ下の①～④のうちから一つずつ選べ。

問1　It will be dark　46　she gets there.

①　till　　　②　until　　　③　by　　　④　by the time

問2　It wasn't　47　Tom quit smoking that he realized the danger of passive smoking.

①　that　　　②　when　　　③　so　　　④　until

問3　Some people criticized me, but I did what　48　.

①　I thought it was right　　　②　I thought I was right

③　I was thought right　　　④　I thought was right

問4　Patty mentioned a book　49　I can't remember now.

①　in which the title　　　②　with the title which

③　the title of which　　　④　which title

問 5　It will be a long time ┃ 50 ┃ I can actually go on a trip to Brazil because I must save up enough money.

① when　　　② that　　　③ before　　　④ after

VI　次の問1〜問10において，空欄 ┃ 51 ┃ 〜 ┃ 60 ┃ に入れるのに最も適したものを，それぞれ下の①〜④のうちから一つずつ選べ。

問 1　At the present day, any child has the right to an education ┃ 51 ┃ creed, race or nationality.

① in the face of　② apart from　　③ regardless of　④ instead of

問 2　Our understanding of tropical forests has changed ┃ 52 ┃ recent discoveries of new species.

① in case of　　　　　　② in light of
③ on behalf of　　　　　④ for the purpose of

問 3　My son has recovered his health ┃ 53 ┃ to your good advice.

① according　　② liable　　　③ thanks　　　④ as

問 4　Lance saved the little girl ┃ 54 ┃ of his own life.

① in favor　　② for the sake　③ at the risk　④ at the mercy

問 5　A lot of traffic accidents ┃ 55 ┃ the icy conditions of the road.

① caused by　　　　　　② resulted in
③ resulted from　　　　④ caused from

問 6　Please talk in a loud and clear voice.　We can't make ┃ 56 ┃ what you are saying.

① for　　　　② out　　　　③ down　　　　④ up

問7　How did you come 　57　 this old, rare book?

　　① after　　　② along　　　③ about　　　④ by

問8　Three Japanese scientists 　58　 a new school in this small town.

　　① treated　　② caused　　③ set up　　④ stood

問9　The work in our company 　59　 endurance and patience.

　　① supplies　　② proves　　③ requires　　④ provides

問10　How do you 　60　 out the meaning of a strange word you find when

　　you read something?

　　① put　　　　② clear　　③ figure　　④ cut

Ⅶ　次の問1～問5の会話文を完成させるため，空欄 　61　 ～ 　65　 に入れるのに最も適したものを，それぞれ下の①～④のうちから一つずつ選べ。

問1　A: I'm going to Hawaii with my family during summer vacation.

　　B: Lucky you!

　　A: I know.　What are you doing?

　　B: My parents are taking me camping, but 　61　

　　A: Why not?　Isn't it fun?

　　B: Not really.　It's dirty, and there are too many insects.

　　① I don't really want to go.

　　② I go every year.

　　③ I'm looking forward to it.

　　④ I don't know where to go.

問2　A: Why didn't you tell me you broke the window, David?

　　B: ☐ 62

　　A: I'm more upset that you didn't say anything to me!

　　B: I'm sorry.　I should have told you.

① I heard you broke the window.

② I told you about that yesterday.

③ I was afraid you would get angry.

④ I'm not sure who did it.

問3　A: When are you going to the concert, George?

　　B: ☐ 63

　　A: Are you sure you won't be late?

　　B: Don't worry, Mom.　I'll have plenty of time.

① I won't go to the concert.

② I wish the concert started at six.

③ I think the band plays on weekends.

④ I'll probably leave around six.

問4　A: I won first prize in a Japanese speech contest last week.

　　B: Wow, that's great!　What was the prize?

　　A: A trip to Tokyo!

　　B: Congratulations.　☐ 64

　　A: Not for another three months.

　　B: In that case, you have a lot of time to practice your Japanese.

① How long will it take?

② How long will you stay?

③ When are you going?

④ When is the speech contest?

問5 A: I'd like to check in, please.   My name is Keith Jones.

B: Certainly, Mr. Jones.   You've reserved a single room for one night, correct?

A: Yes. | 65 |

B: Ten o'clock.   But you can stay longer if you pay extra.

① When is the earliest I can leave?

② When will the room be ready?

③ What time is checkout tomorrow?

④ What time should I call you back?

数　学

問　題　　　　　　　　　28年度

[Ⅰ]　次の空欄をうめよ。

(1)　$\displaystyle \int_{-1}^{1} |2x^2 - x - 1|\, dx = \dfrac{\boxed{\text{アイ}}}{\boxed{\text{ウエ}}}$　である。

(2)　△ABC の内心を I とする。AB ＝ AC ＝ 5，BC ＝ 6 のとき，

$$\overrightarrow{\text{AI}} = \dfrac{\boxed{\text{オ}}}{\boxed{\text{カキ}}} \overrightarrow{\text{AB}} + \dfrac{\boxed{\text{ク}}}{\boxed{\text{ケコ}}} \overrightarrow{\text{AC}}$$

である。

(3)　$\log_b a^2 + \log_a \left(\dfrac{1}{b}\right)^4 = 7$　$(a > 1,\ b > 1)$ のとき，$\log_b a = \boxed{\text{サ}}$
である。

(4)　$163! = 2^{\boxed{\text{シス}}} \times 81! \times p$　（ただし，p は正の奇数）である。

(5)　あるクラスの生徒 10 人に対して，10 点満点のテストを行ったときの
結果は下表のようになり，テストの点数の平均が 7.0，テストの点数の
分散が 3.4 であった。

　　このとき，点数 a, b $(a \geqq b)$ は，それぞれ $a = \boxed{\text{セ}}$, $b = \boxed{\text{ソ}}$
である。

生徒の番号	1	2	3	4	5	6	7	8	9	10
点　数	6	9	10	6	a	4	5	b	8	6

[Ⅱ] $\lim_{x \to -1} \dfrac{f(x)}{x+1} = 3$ が成り立つ 3 次関数 $f(x) = x^3 + ax^2 + bx + c$ がある。

ただし，$a \neq 3$ とする。このとき，次の空欄をうめよ。

(1) b, c を a を用いて表すと，

$$b = \boxed{\ \text{ア}\ }\, a, \quad c = \boxed{\ \text{イ}\ }\, a + \boxed{\ \text{ウ}\ }$$

である。

(2) $y = f(x)$ が通る定点を A とすると，

$$\text{A}\left(\boxed{\ \text{エオ}\ },\ \boxed{\ \text{カ}\ }\right)$$

である。

(3) (2)で求めた点 A における $y = f(x)$ の接線の方程式は，

$$y = \boxed{\ \text{キ}\ }\, x + \boxed{\ \text{ク}\ }$$

であり，この接線と $y = f(x)$ との点 A 以外の交点 B の x 座標は，

$$x = \boxed{\ \text{ケ}\ }\, a + \boxed{\ \text{コ}\ }$$

である。

(4) (3)のとき，$y = f(x)$ のグラフ上において 2 点 A，B の間に点 P をとり，$\triangle\text{PAB}$ を作る。このとき，$\triangle\text{PAB}$ の面積が最大になるときの点 P の x 座標は，

$$x = \dfrac{\boxed{\ \text{サシ}\ }\, a + \boxed{\ \text{ス}\ }}{\boxed{\ \text{セ}\ }}$$

である。

[Ⅲ]　OA＝OB＝1，中心角 ∠AOB＝2θ $\left(0<\theta<\dfrac{\pi}{2}\right)$ の扇形 OAB があり，

その扇形に内接する正三角形 CDE がある。なお，点 C は弧 $\overset{\frown}{\mathrm{AB}}$ 上で弧 $\overset{\frown}{\mathrm{AC}}$ と

弧 $\overset{\frown}{\mathrm{CB}}$ の長さが同じになる位置にある。点 D と点 E はそれぞれ辺 OA 上，

辺 OB 上にあり，OD＝OE とするとき，次の空欄をうめよ。

(1)　正三角形 CDE の一辺の長さが a のとき，△ODE の面積を S とすると，

$$S=\frac{\boxed{\text{ア}}\sqrt{\boxed{\text{イ}}}}{\boxed{\text{ウ}}}a^{\boxed{\text{エ}}}+\frac{\boxed{\text{オ}}}{\boxed{\text{カ}}}a$$

である。

(2)　△ODE の面積 S と正三角形 CDE の面積が等しいとき，

$$a=\frac{\boxed{\text{キ}}}{\sqrt{\boxed{\text{ク}}}}$$

となり，そのときの面積 S の値は，

$$S=\frac{\boxed{\text{ケ}}}{\boxed{\text{コ}}\sqrt{\boxed{\text{サ}}}}$$

である。

(3)　a と θ の関係は，

$$\tan\theta=\frac{\boxed{\text{シ}}\,a}{\boxed{\text{ス}}-\sqrt{\boxed{\text{セ}}}\,a}$$

となる。したがって，(2)の条件を満たす扇形の中心角 2θ の値は，

$$2\theta=\frac{\boxed{\text{ソ}}}{\boxed{\text{タ}}}\pi$$

である。

(4)　辺 OD の長さは,

$$OD = \frac{\boxed{チ}}{\boxed{ツ}\sin\left(\theta + \dfrac{\boxed{テ}}{\boxed{ト}}\pi\right)}$$

であり，辺 OD の長さが最小となるのは，扇形の中心角 2θ の値が，

$$2\theta = \frac{\boxed{ナ}}{\boxed{ニ}}\pi$$

のときである。

化 学

問題

28年度

必要があれば原子量は次の値を使うこと。

H 1.0   C 12   N 14
O 16   Na 23   Cl 35.5

[Ⅰ]　次の問1〜3に答えよ。

問1　次の問(ア)〜(ウ)に答えよ。

(ア)　原子に関する次の記述(a)〜(d)について，その内容の正しいものの組合せはどれか。下の(1)〜(6)のうちから一つ選べ。　1

(a)　$^7_3$Li がもつ中性子の数は3個である。

(b)　原子がもつ陽子の数と中性子の数の和を質量数という。

(c)　Ar は価電子数を8個もつ。

(d)　同一原子では，K殻にある電子よりもL殻にある電子のほうがエネルギーの高い不安定な状態にある。

(1)（a , b）　　(2)（a , c）　　(3)（a , d）
(4)（b , c）　　(5)（b , d）　　(6)（c , d）

（イ）　次の記述（a）～（c）にあてはまる元素はどれか。下の（1）～（8）の
うちから，最も適切なものを一つずつ選べ。

（a）　陽子の数が最も多いもの　　　　　　　$\boxed{2}$
（b）　第一イオン化エネルギーが最も小さいもの　$\boxed{3}$
（c）　イオン半径が最も大きいもの　　　　　$\boxed{4}$

（1）　O　　　　　（2）　S　　　　　（3）　F　　　　　（4）　Cl
（5）　Na　　　　（6）　K　　　　　（7）　Mg　　　　（8）　Ca

（ウ）　次の分子（1）～（5）のうち，単結合のみからなるものを一つ選べ。

$\boxed{5}$

（1）　N_2　　（2）　CO_2　　（3）　Cl_2　　（4）　C_2H_4　　（5）　O_2

問2　7.0 mol/L のアンモニア水の質量パーセント濃度は何％か。最も適切な
数値を（1）～（8）のうちから一つ選べ。ただし，このアンモニア水の密度
は 0.90 g/cm³ とする。　$\boxed{6}$　％

（1）　1.1　　　（2）　1.2　　　（3）　1.3　　　（4）　1.4
（5）　11　　　（6）　12　　　（7）　13　　　（8）　14

問3　次の（1）～（5）のうち，水素原子が最も多く含まれているものを一つ選べ。ただし，アボガドロ定数は 6.0×10^{23}/mol とし，標準状態の気体のモル体積は 22.4 L とする。また，水の密度は 1.00 g/cm³ とする。　7

（1）　4.0×10^{23} 個の水酸化カルシウム

（2）　18.0 cm³ の水

（3）　標準状態における 17.92 L のアンモニア

（4）　8.0 g のメタン

（5）　0.75 mol の硫酸

[Ⅱ]　次の問1～4に答えよ。

問1　酸と塩基に関する次の記述（a）～（e）のうち，正しいものの組合せはどれか。下の（1）～（0）のうちから一つ選べ。　　8

（a）　酸や塩基の電離度は，同じ物質であれば濃度によって変化しない。

（b）　水溶液中では，水素イオン H^+ は，水分子と配位結合してオキソニウムイオン H_3O^+ として存在する。

（c）　水酸化バリウム水溶液に希硫酸を加えていくと沈殿が生じ，中和点では水に溶けているイオンの濃度が最大となる。

（d）　塩化アンモニウム水溶液は弱酸性である。

（e）　完全に電離した $1.0×10^{-3}$ mol/L 硫酸の pH は 3.0 である。

（1）（a，b）　　（2）（a，c）　　（3）（a，d）

（4）（a，e）　　（5）（b，c）　　（6）（b，d）

（7）（b，e）　　（8）（c，d）　　（9）（c，e）

（0）（d，e）

徳島文理大学（薬）28 年度 （23）

問2　次の反応（a）〜（e）において，下線で示した化合物が酸化剤としてはた
　　　らくものの組合せとして最も適切なものはどれか。下の（1）〜（0）のうち
　　　から一つ選べ。 9

（a）　銅に濃硫酸を加えて加熱すると，二酸化硫黄が発生する。

（b）　硫酸で酸性にした過マンガン酸カリウム水溶液に過酸化水素水を加
　　　えると，酸素が発生する。

（c）　酸化銅（Ⅱ）を加熱して水素と反応させると，水が生成する。

（d）　ヨウ素溶液に硫化水素を通じると，硫黄が析出する。

（e）　次亜塩素酸ナトリウム水溶液に塩酸を加えると，塩素が発生する。

（1）（a，b）　（2）（a，c）　（3）（a，d）
（4）（a，e）　（5）（b，c）　（6）（b，d）
（7）（b，e）　（8）（c，d）　（9）（c，e）
（0）（d，e）

問 3　ヨウ化水素を密閉容器に入れて加熱すると，次の熱化学方程式で表される反応がおこり，平衡状態に達した。

$$2HI = H_2 + I_2 - 9.6\,kJ$$

この反応に関する次の記述（a）〜（d）のうち，正しいものの組合せはどれか。下の（1）〜（6）から一つ選べ。ただし，HI，H_2，I_2 は，常に気体状態であるとする。　10

（a）　この反応は温度が高いほど，より速く平衡状態に達する。

（b）　圧力を一定にして温度を上げると，平衡は左へ移動する。

（c）　温度を一定にして圧力を上げると，平衡は右へ移動する。

（d）　温度，圧力に関係なく，H_2 と I_2 の濃度〔mol/L〕は互いに等しい。

（1）（a，b）　（2）（a，c）　（3）（a，d）
（4）（b，c）　（5）（b，d）　（6）（c，d）

問 4　化学反応に対する触媒の作用に関する次の記述（a）〜（e）のうち，正しいものの組合せはどれか。下の（1）〜（0）から一つ選べ。　11

（a）　反応熱が小さくなる。

（b）　正反応の活性化エネルギーは小さくなるが，逆反応の活性化エネルギーの大きさは変わらない。

（c）　反応の経路が変わる。

（d）　反応速度定数は変化しない。

（e）　反応速度が大きくなる。

（1）（a，b）　（2）（a，c）　（3）（a，d）
（4）（a，e）　（5）（b，c）　（6）（b，d）
（7）（b，e）　（8）（c，d）　（9）（c，e）
（0）（d，e）

徳島文理大学（薬）28 年度 （25）

[Ⅲ]　次の問 1 ～ 3 に答えよ。

問 1　酸素及び硫黄に関する次の記述について，下の問（ア）～（エ）に答えよ。

　　酸素や硫黄は周期表の 16 族に属し，その元素は（a）個の価電子をもっている。酸素は水の電気分解によって得られ，実験室では（b）の水溶液に酸化マンガン（Ⅳ）を加えることで発生する。硫黄は常温では安定であるが，乾燥した空気中で点火すると青い炎をあげて燃え，（c）を生じる。酸素の（d）には特異臭をもつオゾンがあり，また硫黄の（d）にはゴム状硫黄，（e）などがある。

（ア）　上の記述の空欄（a）に入る数値として正しいものはどれか。次の（1）～（5）のうちから一つ選べ。　12

　　　（1）　2　　　（2）　4　　　（3）　6　　　（4）　7　　　（5）　8

（イ）　上の記述の空欄（b）に入る語句として正しいものはどれか。次の（1）～（5）のうちから一つ選べ。　13

　　　（1）　アンモニア　　　（2）　硫酸　　　（3）　塩酸　　　（4）　硝酸
　　　（5）　過酸化水素

（ウ）　上の記述の空欄（c）に入る語句として正しいものはどれか。次の（1）～（5）のうちから一つ選べ。　14

　　　（1）　硫化水素　　　（2）　硫酸　　　（3）　亜硫酸　　　（4）　二酸化硫黄
　　　（5）　三酸化硫黄

（エ）　上の記述の空欄（d）および（e）に入る語句として正しい組合せはどれか。正しいものを下の表の（1）～（8）のうちから一つ選べ。　15

	（d）	（e）
（1）	異性体	三酸化硫黄
（2）	異性体	斜方硫黄
（3）	異性体	単斜硫黄
（4）	同位体	三酸化硫黄
（5）	同位体	斜方硫黄
（6）	同位体	単斜硫黄
（7）	同素体	三酸化硫黄
（8）	同素体	斜方硫黄

問2 Ca^{2+}, K^+, Al^{3+}, Ag^+ の4種類の金属イオンを含む混合水溶液に，図1の操作により各金属イオンを分離した。これに関する下の問(ア)～(エ)に答えよ。

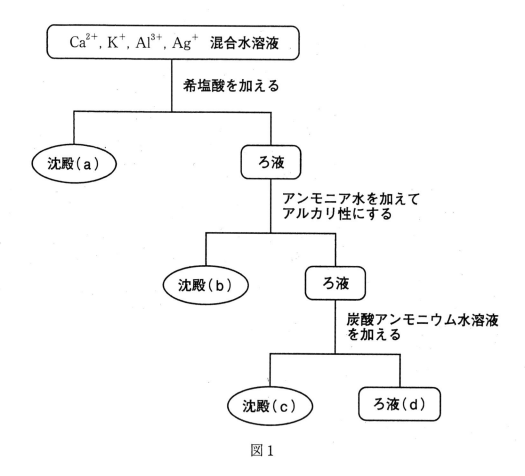

図1

（ア） 沈殿（a）～（c）及び，ろ液（d）において確認される金属イオンの組合せはどれか。下の（1）～（0）のうちから最も適切な組合せを一つ選べ。 16

	（a）	（b）	（c）	（d）
（1）	Al^{3+}	Ag^+	Ca^{2+}	K^+
（2）	Al^{3+}	Ag^+	K^+	Ca^{2+}
（3）	Ca^{2+}	Ag^+	K^+	Al^{3+}
（4）	Ca^{2+}	K^+	Ag^+	Al^{3+}
（5）	Ca^{2+}	Al^{3+}	K^+	Ag^+
（6）	Ag^+	K^+	Al^{3+}	Ca^{2+}
（7）	Ag^+	Ca^{2+}	Al^{3+}	K^+
（8）	Ag^+	Al^{3+}	Ca^{2+}	K^+
（9）	K^+	Al^{3+}	Ca^{2+}	Ag^+
（0）	K^+	Ca^{2+}	Ag^+	Al^{3+}

（イ） 沈殿（a）及び，沈殿（b）を溶かすために，最も適切なものはどれか。下の（1）～（6）のうちからそれぞれ一つ選べ。

沈殿（a） 17　　沈殿（b） 18

（1）　熱湯　　　　　　　　　（2）　塩化ナトリウム水溶液

（3）　炭酸水　　　　　　　　（4）　ヨウ化カリウム水溶液

（5）　水酸化ナトリウム水溶液　（6）　アンモニア水

（ウ） 沈殿（c）をろ過して取り出したのち，これに塩酸を加えると気体が発生した。この気体の分子式はどれか。下の（1）～（6）のうちから一つ選べ。 19

（1） H_2 （2） Cl_2 （3） CO_2
（4） SO_2 （5） CO （6） NO

（エ） ろ液（d）に含まれる金属イオンと同じ族に属する元素はどれか。下の（1）～（6）のうちから一つ選べ。 20

（1） Mg   （2） Na   （3） Hg
（4） Mn   （5） Zn   （6） Cu

問3 ハロゲン元素に関する次の記述（a）～（e）について，その内容に誤りを含むものの組合せはどれか。下の（1）～（0）のうちから一つ選べ。 21

（a） ハロゲン元素の単体はすべて二原子分子であり，有色で毒性をもつ。

（b） ハロゲンの単体の酸化力の強さは，原子番号が大きいほど強く，$I_2 > Br_2 > Cl_2 > F_2$ の順である。

（c） フッ化水素は蛍石の粉末に水酸化ナトリウムを加え，加熱することでつくられる。

（d） ハロゲン元素の単体の中で，常温常圧で液体なのは臭素だけである。

（e） デンプン水溶液にヨウ素の溶液を加えると，青～青紫色になる。

（1）（a，b）　（2）（a，c）　（3）（a，d）

（4）（a，e）　（5）（b，c）　（6）（b，d）

（7）（b，e）　（8）（c，d）　（9）（c，e）

（0）（d，e）

[Ⅳ] 次の問1～3に答えよ。

問1 アニリン，安息香酸，フェノール，シクロヘキサンをジエチルエーテルに溶解した混合溶液がある。各成分を分離するために図2に示す実験操作を行った。これに関する下の問(ア)～(オ)に答えよ。

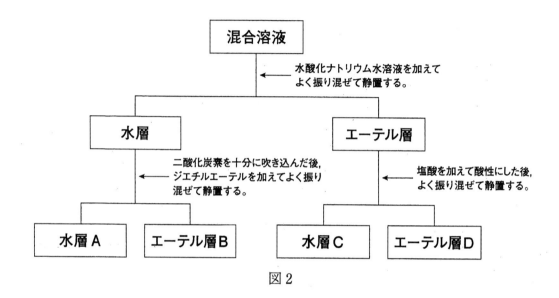

図2

（ア）水層Aには，どの化合物がどのような形で含まれるか。該当する構造式を下のA群(1)～(7)のうちから一つ選べ。 22

（イ）水層Cには，どの化合物がどのような形で含まれるか。該当する構造式を下のA群(1)～(7)のうちから一つ選べ。 23

A群

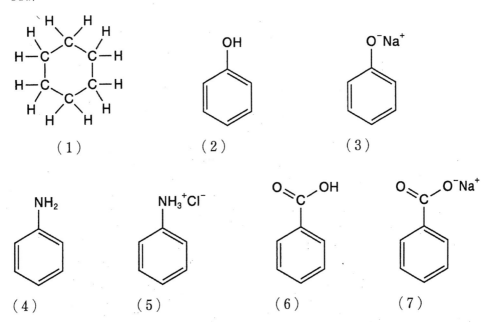

（ウ）次の記述(1)～(4)のうち，エーテル層Bに含まれる化合物の性質として正しいものを一つ選べ。 24

(1) 単体のナトリウムNaとは反応しない。
(2) 酸無水物と反応して，エーテル結合をつくる。
(3) 塩化鉄(Ⅲ)FeCl₃水溶液と反応して，紫色を呈する。
(4) 塩酸を加えてよく振ると，塩となって水層に移行する。

（エ）次の記述（1）〜（4）のうち，エーテル層Dに含まれる化合物の性質として正しいものを一つ選べ。25

(1) 単体のナトリウムNaとは反応しない。
(2) 酸無水物と反応して，アミド結合をつくる。
(3) さらし粉と反応して，赤紫色を呈する。
(4) 水酸化ナトリウム水溶液を加えてよく振ると，塩となって水層に移行する。

（オ）実験操作において，各成分を抽出・分離するために，最も適切な器具を次の（1）〜（4）より一つ選べ。26

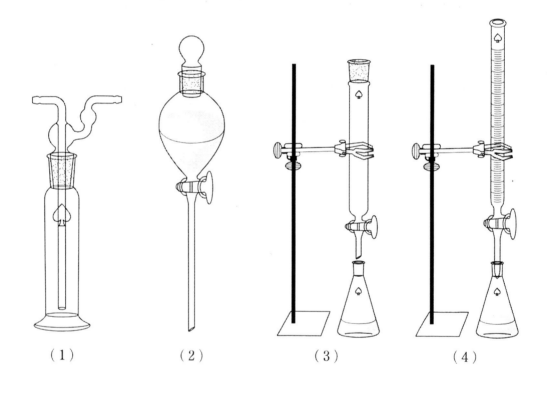

(1)　　　(2)　　　(3)　　　(4)

問2　次の記述(ア)〜(エ)にあてはまる化合物の構造式を，下の(1)〜(8)の
うちから一つ選べ。

(ア)　無水酢酸と水の反応よって生じる。　27

(イ)　ベンゼンの水素化によって得られる。　28

(ウ)　銀鏡反応を示す。　29

(エ)　硫酸酸性のニクロム酸カリウム水溶液を加えると，黒色物質を生じ
る。　30

(1)

$CH_3-\overset{\overset{O}{\|}}{C}-OH$

(2)

$H-\overset{\overset{O}{\|}}{C}-OH$

(3)

$CH_3-\overset{\overset{O}{\|}}{C}-O-CH_3$

(4)

(5)

(6)

(7)

(8)

問3　次の記述に関する下の問(ア)～(エ)に答えよ。

　　炭素，水素，酸素のみからなる，構造未知の化合物Aがある。化合物A
は，ベンゼン環及びエステル結合をもち，分子量が200以下であることが
分かっている。化合物A　82gを，酸素存在下に完全燃焼させると，二酸
化炭素220gと，水54gが生じた。化合物Aを塩酸で処理すると，ベン
ゼン環をもつ化合物B及び，中性の化合物Cに加水分解された。化合物C
は，エタノールとは異なる化合物で，ヨウ素と水酸化ナトリウムを加えて
穏やかに加熱したところ，特有のにおいを有する黄色の沈殿を生じた。

（ア）　82gの化合物Aに含まれる炭素の質量〔g〕として正しい数値を，
　　　次の(1)～(8)のうちから一つ選べ。　31

（1）　80　　　　　（2）　75　　　　　（3）　70　　　　　（4）　65
（5）　60　　　　　（6）　55　　　　　（7）　50　　　　　（8）　45

（イ）　化合物Aの分子式として正しいものを次の(1)～(8)のうちから一
　　　つ選べ。　32

（1）　$C_{15}H_{18}O_3$　　　　（2）　$C_{10}H_{12}O_2$　　　　（3）　$C_9H_{10}O_3$
（4）　$C_9H_{10}O_2$　　　　（5）　$C_8H_8O_2$　　　　（6）　$C_7H_6O_2$
（7）　C_6H_6O　　　　（8）　C_5H_6O

（ウ）　化合物Bは，水酸化ナトリウム水溶液に溶ける。化合物Bに関する
　　　次の記述(1)～(5)のうち，正しいものを一つ選べ。　33

（1）　還元性を有する。
（2）　カルボキシ基を有する。
（3）　エーテル結合を有する。
（4）　塩化鉄(Ⅲ)水溶液と反応して呈色する。
（5）　ベンゼン環上に二つの置換基をもつ。

(エ)　化合物Cに関する次の記述（1）～（5）のうち，正しいものを一つ選
　　べ。　34

（1）　銀鏡反応を示す。
（2）　カルボニル化合物の一種である。
（3）　化合物Cの沸点は，その構造異性体の中で最も低い。
（4）　酸化するとケトンを生じる。
（5）　第一級アルコールである。

徳島文理大学（薬）　28 年度　(37)

英　語

解答　28年度

Ⅰ
〔解答〕
問1　① ③　　② ②　　③ ④　　④ ①　　⑤ ③
問2　⑥ ②　　⑦ ②　　⑧ ④　　⑨ ④　　⑩ ③
　　　⑪ ④　　⑫ ②　　⑬ ③　　⑭ ③　　⑮ ④
問3　⑯ ②　　⑰ ④　　⑱ ③　　⑲ ④
問4　⑳ ③　　that は名詞節を導いている接続詞
問5　㉑ ④　　㉒ ③　　㉓ ③　　㉔ ②　　㉕ ②

〔問5　完成英文和訳〕
[1]　ガラパゴス症候群の好例は日本の携帯電話・スマートフォン産業に見出される。
[2]　チャールズ・ダーウィンは、ガラパゴス諸島の動植物は、他の動植物と隔絶されて進化したので、独自に進化を遂げたということを見出した。
[3]　皮肉なことに、日本の技術は非常に速く進歩するので携帯電話産業の工業規格は世界規格と互換性がないことがよくある。
[4]　ある批評家らによるとソニーは外国の開発業者がソニーの製品をもっと簡単に使えるように技術のレベルを下げるべきであるということである。
[5]　日本の若者が海外に出かけないで国内に留まる傾向があるという事実について懸念している人もいる。

〔出題者が求めたポイント〕
情報機器について、日本の技術の現状を商品の販売という経済的な観点を含めて捉え、さらに日本の若者の志向と重ねて考察した文章において、内容の理解を含め、文中に使用されている単語についての意味・発音、アクセントを含めた総合的な語彙や語法の正確な理解が求められている。

〔語句〕
analyst：分析者、情報分析解説者
suffer from ～：①～に苦しむ②(病気を)わずらう
apply to ～：～に当てはまる、適合する
in particular：特に、とりわけ
current：現行の、今の
phenomenon：現象、事象
manufacturing：製造
manufacturer：製造業者、製造会社
enjoy：享受する
industry：産業、製造業
exactly：正確に、厳密に
refer to ～：～に言及する、のことを指す
evolution：進化　　→動詞 evolve
creature：生き物、動物
in a way：ある意味では、ある点で
encounter：偶然出会う
increasingly：ますます、だんだん
focus：焦点、集中、注目、重視
lead to ～：～（ある結果に）至る

industry standard：業界標準、工業規格
dominate ～：～を支配する
product：生産物
advancement：前進、進歩
confident that ～：～を確信している
over ～：～に優先して、～と比較して、～に対して
agree：賛成する、是認する
rise：増す、上がる、高くなる
raise：上げる、（値段などを）高くする
very(形容詞)：ちょうど、まさに、ほかならぬ
be popular with (among) ～：～に人気がある
be concerned that ～：～を懸念する
　　that は名詞節を導いている

〔問題文テキスト全訳〕
　ある経済評論家によると、日本は「ガラパゴス症候群」と呼ばれるものにかかっている。この言い回しは特に、現在の日本の携帯電話製造について当てはまる。日本は、かつて現在よりも顕著な経済的繁栄を享受した。また、日本の技術が世界において一流であると評価されているのはいまだに真実である。しかし、このことが、時に国を間違った方向に導いてしまう可能性がある。日本の携帯電話・スマートフォン産業はこの好例である。「ガラパゴス症候群」または「ガラパゴス化」が正確に意味するものは何であろうか。
　「ガラパゴス化」という用語はガラパゴス諸島にみられる現象を指し、ガラパゴス諸島は、チャールズ・ダーウィンが、その諸島に固有な生物のうちいくつかの生物について進化を研究した場所として最も有名である。ダーウィンが到着するまでに、ガラパゴス諸島は、そのはるか以前に南アメリカ大陸から切り離された。さらに世界のその他の場所とも隔絶した。そしてついに西欧の探検家らがガラパゴス諸島を見つけた。ダーウィンの研究でわかったように、1800年代までに、ガラパゴス諸島の多くの動物や植物の種は、―その地域に特有な状態で、また他の地域に見られるそのような動植物の種と完全なる遺伝上の隔絶状態をもって―独自の進化を遂げた。
　日本の携帯電話―ある意味においてダーウィンがガラパゴス諸島で遭遇した、その土地に特有の種と似ているところがあるのであるが―に話を戻すと、日本の技術はその技術が世界規模で取り入れられる速さに先んじていた。さらに日本の携帯電話製造メーカーの、より一層の内国志向重視の結果、世界標準と互換性のない日本の業界標準を生み出すことになった。アメリカの携帯電話のソフトがこれまで世界を支配してきており、日本以外のアジア諸国はアメリカの方式に従い、日本製のものよりも安い製品を製造してきた。このことにより、日本以外の他の地域での使用の互換性のない日本製の技術進歩という結果に至った。ソニーは、「ベータマックス」と呼ばれるビデオシステムを開発した1970年代後半に、似

徳島文理大学（薬）　28年度　（38）

たような経験をした。ソニーは、ビデオプレーヤーメーカーがソニーの主導に従うと確信していたが、メーカーはソニーには従わず、ソニーのベータマックスに優先して、VHS システムを選んだ。ゲーム業界において、ソニーのプレイステーションはマイクロソフトのエックスボックスに反撃された。ソニーは、誰もが是認するように、最高の技術を持っている。しかし現在は、批評家たちの中には、会社は「会社の持っている技術を下げて」、その会社の製品を外部の開発者が使いやすくするべきであると主張している者もいる。残念なことに、世界経済における最近の開発はこの、「日本限定」の傾向は加速し続けてきた。上昇する円の貨幣価値によって日本製品の価格は上昇し、製品の輸出を困難にした。

　今日では、「ガラパゴス化」という用語は、まさに優れていることこそが、ある地域や、あるグループの人たちが使用するのを困難にしているもののことを指している。海外旅行は日本の若者にこれまで長いこと人気があった。しかし今日では、多くの若者が日本国内にとどまっていることに満足している。若者は日本で自国の製品—自国の日本製のビデオゲーム、DVD、コンポ、アニメ—を買って使うことができる。若者の間におけるこの隔絶の傾向はもうひとつの「ガラパゴス化」の例なのかも知れないと懸念する人もいる。

II
〔解答〕

問1	26 ②	問2	27 ③	問3	28 ②
問4	29 ②	問5	30 ③	問6	31 ③
問7	32 ③	問8	33 ②		

III
〔解答〕

問9　34 ②　　問10　35 ④

IV
〔解答〕

問1	36 ③	問2	37 ④	問3	38 ①
問4	39 ②	問5	40 ④	問6	41 ②
問7	42 ③	問8	43 ①	問9	44 ②
問10	45 ②				

V
〔解答〕

問1	46 ④	問2	47 ④	問3	48 ④
問4	49 ③	問5	50 ③			

〔出題者が求めたポイント〕
接続詞、接続詞のはたらきをする句の正確な語法、接続詞を含む表現、挿入語句のある応用的な表現の理解
〔完成英文和訳〕
問1　彼女がそこに到着するまでには暗くなるだろう。
　　時・条件を表わす副詞節なので、未来のことを現在形で表す。

問2　トムは受動喫煙の危険性を認識して初めてタバコをやめた。
　　It was not until ＋副詞（句）or 副詞節　that ...
　　～まで…しなかった　～になって初めて…した
問3　私のことを批判する人もいたが、私は正しいと思うことをやった。
　　what was right（what は先行詞を含む関係代名詞）に、I thought が挿入されている。
問4　今タイトルを思い出すことができないが、パティはその本について言及した。
　　二文に分けると、後ろの文は、I can't remember the title of the book. となり、関係代名詞を用いて一文にすると先行詞の前に the title が挿入された文になる。
問5　十分なお金を貯めなくてはならないので、実際にブラジルに旅行に出かけるのはずっと先になるだろう。
　　It will long before ～：～するまでにはかなり時間がかかる、～するのはずっと先のことであろう

VI
〔解答〕

問1	51 ③	問2	52 ②	問3	53 ③
問4	54 ③	問5	55 ③	問6	56 ②
問7	57 ④	問8	58 ③	問9	59 ③
問10	60 ③				

〔出題者が求めたポイント〕
文脈に即した2語または3語からなる熟語の理解
〔完成英文和訳〕
問1　今日においていかなる子どもも、信条、人種、または国籍にかかわらず教育を受ける権利を有する。
　　regardless of ～：～に関係なく
問2　我々の熱帯林に対する理解は最近の新しい種の発見を踏まえて変わってきている。
　　in light of ～：～に照らして、～を考慮して、～を踏まえて
問3　あなたの適切な助言のお陰でうちの息子は健康を回復した。
　　thanks to ～：～のお陰で
問4　ランスは自分の命の危険を冒してその幼女を助けた。
　　at the risk of ～：～の危険を冒して
問5　多くの交通事故が道路の氷結に起因して発生した。
　　result from ～：～に起因する、～に由来する
問6　大きくはっきりした声でお話し下さい。おっしゃっていることがわかりません。
　　make out ～：～を理解する
問7　どうやってあなたはこの古く珍しい本を手に入れたのですか。
　　come by ～：～を手に入れる
問8　3人の日本人科学者がこの小さな町に新しい学校を創立した。
　　set up ～：～を創立、創設する

徳島文理大学（薬）　28 年度　（39）

問 9　我々の会社でのその仕事は忍耐と辛抱を要する。
　require 〜：〜を必要とする
問 10　何かを読んでいる時に知らないことばの意味を
あなたはどうやって調べますか。
　figure out：算出する、（答えを）見つけ出す、理解す
る

Ⅷ
問 1　61 ①　　問 2　62 ③　　問 3　63 ④
問 4　64 ③　　問 5　65 ③
〔出題者が求めたポイント〕
状況に応じた口語表現の理解
〔完成英文和訳〕
問 1　A：夏休みにハワイに行くんだ。
　B：いいな〜！
　A：でしょ？君はどうするの。
　B：両親はキャンプに連れて行こうとしているけど、
　　　あまり行きたくないんだ。
　A：何で？　楽しいじゃない？
　B：それ程でも。きたないし、虫が多すぎだし。
　　　I know.：そうだよね。でしょ。
問 2　A：なぜ窓を壊したと言わなかったの、ディビッ
　　　ド？
　B：あなたがそれで怒るのではないかと思って。
　A：あなたが黙っていたので、私は余計混乱している。
　B：すみません。ちゃんと言うべきでした。
問 3　A：いつコンサートに行くの、ジョージ？
　B：恐らく 6 時頃出かけると思う。
　A：遅れないの、大丈夫？
　B：心配しなくて大丈夫だよ、お母さん。時間はまだ
　　　たくさんあるから。
問 4　A：先週日本語のスピーチコンテストで優勝した
　　　んだ。
　B：わぁ〜すごい。賞品は何だったの？
　A：東京旅行。
　B：それはおめでとう。いつ行くの？
　A：三か月以上先なんだ。
　B：それなら、日本語を練習する時間がたくさんある
　　　ね。
問 5　A：チェックインしたいのですが。キース・ジョー
　　　ンズです。
　B：かしこまりました、ジョーンズ様。シングルで一
　　　泊のご予約でよろしいでしょうか。
　A：はい。明日のチェックアウトは何時でしょうか。
　B：10 時です。追加料金をお支払い頂ければ延長でき
　　　ます。

数　学　解答　28年度

I

〔解答〕

(1) ア:1 イ:9 ウ:1 エ:2

(2) オ:5 カ:1 キ:6 ク:5 ケ:1 コ:6

(3) サ:4

(4) シ:8 ス:1

(5) セ:9 ソ:7

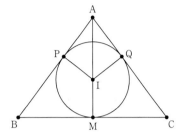

〔出題者が求めたポイント〕

(1) 積分法

$2x^2-x-1$ を因数分解して，正となる部分，負となる部分に分けて絶対値をはずして積分する。

(2) 平面ベクトル

I は角の二等分線の交点。辺 AB，辺 BC，辺 CA の内接円の接点を P，M，Q とする。M は BC の中点となっている。BM = CM

AP = AQ，BP = BM，CM = CQ

$AI^2 = AP^2 + PI^2$，AI + MI = AM

PI と MI は内接円の半径で等しい。(r とする。)

$\overrightarrow{AI} = \dfrac{AI}{AM}\overrightarrow{AM}$

(3) 対数関数

$\log_c \dfrac{M}{N} = \log_c M - \log_c N$，$\log_a b = \dfrac{\log_c b}{\log_c a}$

$\log_c M^r = r \log_c M$

$\log_b a = x$ とおいて，2次方程式を解く。

(4) 指数関数

$1 \sim 163$ の中で 2^n で割れるものの数。a_n

$1 \sim 81$ の中で 2^n で割れるものの数。b_n

$c_n = a_n - b_n$ が $82 \sim 163$ の中で 2^n で割れるものの数。

$d_n = c_n - c_{n+1}$ とすると，$\sum n d_n$ が 2 の累乗の数。

(5) $E(X) = \dfrac{1}{10}\sum_{i=1}^{10} x_i$，$E(X^2) = \dfrac{1}{10}\sum_{i=1}^{10} x_i^2$

$V(X) = E(X^2) - \{E(X)\}^2$

〔解答のプロセス〕

(1) $2x^2 - x - 1 = (2x+1)(x-1)$

$-1 \leq x < -\dfrac{1}{2}$ で，$2x^2 - x - 1 > 0$

$-\dfrac{1}{2} < x \leq 1$ で，$2x^2 - x - 1 < 0$

$\displaystyle\int_{-1}^{-\frac{1}{2}}(2x^2-x-1)dx - \int_{-\frac{1}{2}}^{1}(2x^2-x-1)dx$

$= \left[\dfrac{2}{3}x^3 - \dfrac{1}{2}x^2 - x\right]_{-1}^{-\frac{1}{2}} - \left[\dfrac{2}{3}x^3 - \dfrac{1}{2}x^2 - x\right]_{-\frac{1}{2}}^{1}$

$= \dfrac{7}{24} - \left(-\dfrac{1}{6}\right) - \left\{\left(-\dfrac{5}{6}\right) - \dfrac{7}{24}\right\} = \dfrac{19}{12}$

(2) 辺 AB，辺 BC，辺 CA と内接円の接点を P，M，Q とする。AP = AQ = x，BP = BM = y，CQ = CM = z，とする。

$x + y = 5$，$x + z = 5$

$y + z = 6$

$x + y + z = 8$ より

$x = 2$，$y = 3$，$z = 3$

$AM = \sqrt{5^2 - 3^2} = 4$

内接円の半径を r とすると，

$AI^2 = 2^2 + r^2$，$AI = 4 - r$

よって，$4 + r^2 = (4-r)^2$ より $r = \dfrac{3}{2}$

$AI = 4 - \dfrac{3}{2} = \dfrac{5}{2}$，$\dfrac{AI}{AM} = \dfrac{5}{8}$

$\overrightarrow{AI} = \dfrac{5}{8}\overrightarrow{AM} = \dfrac{5}{8}\left(\dfrac{1}{2}\overrightarrow{AB} + \dfrac{1}{2}\overrightarrow{AC}\right)$

$= \dfrac{5}{16}\overrightarrow{AB} + \dfrac{5}{16}\overrightarrow{AC}$

(3) $2\log_b a - 4\log_a b = 7$

$2\log_b a - 4\dfrac{1}{\log_b a} = 7$，$\log_b a = x$ とおく。

$2x - 4\dfrac{1}{x} = 7$ より $2x^2 - 7x - 4 = 0$

$(2x+1)(x-4) = 0$ よって，$x = -\dfrac{1}{2}$，4

$a > 1$，$b > 1$ より $x > 0$ ∴ $x = 4$

(4) a_n を $1 \sim 163$ の中で 2^n で割れるものの数とする。

b_n を $1 \sim 81$ の中で 2^n で割れるものの数とする。

$c_n = a_n - b_n$ とする。

c_n は $82 \sim 163$ の中で 2^n で割れるものの数となる。

$d_n = c_n - c_{n+1}$ とする。

d_n は $81 \sim 163$ に素因数分解したとき，2 の指数が n のものの数。

n	1	2	3	4	5	6	7	8	
2^n	2	4	8	16	32	64	128	256	
a_n	81	40	20	10	5	2	1	0	$163 \div 2^n$
b_n	40	20	10	5	2	1	0	0	$81 \div 2^n$
c_n	41	20	10	5	3	1	1	0	$a_n - b_n$
d_n	21	10	5	2	2	0	1	✕	$c_n - c_{n+1}$

$1 \cdot 21 + 2 \cdot 10 + 3 \cdot 5 + 4 \cdot 2 + 5 \cdot 2 + 7 \cdot 1 = 81$

(5) $\dfrac{6+9+10+6+a+4+5+8+6}{10} = 7$

$a + b = 16$ より $b = -a + 16$

徳島文理大学（薬）　28 年度　（41）

$$\frac{6^2+9^2+10^2+6^2+a^2+4^2+5^2+b^2+8^2+6^2}{10}-7^2=3.4$$

$$a^2+b^2=130$$

$$a^2+(-a+16)^2=130 \quad より \quad a^2-16a+63=0$$

$$(a-7)(a-9)=0, \ a \geq b \quad より \quad a=9, \ b=7$$

Ⅱ
〔解答〕

(1)
ア	イ	ウ
2	1	1

(2)
エ	オ	カ
−	1	0

(3)
キ	ク	ケ	コ
3	3	−	2

(4)
サ	シ	ス	セ
−	2	3	3

〔出題者が求めたポイント〕　微分法

(1) $f(-1)=0$
　　$f(x)=(x+1)g(x)$ とすると，$g(-1)=3$

(2) $f(x, y)-ag(x)=0$ の形にすると，
　　$f(x, y)=0, \ g(x)=0$ となる x, y を求める。

(3) $y=f(x)$ の上の点で $x=t$ における接線の方程式は，
　　$y=f'(t)(x-t)+f(t)$
　　3 次関数と連立させて，x を求める。

(4) $y=f(x)$ の接線が(3)の値となる点を求める。

〔解答のプロセス〕

(1) $f(-1)=-1+a-b+c=0$
　　$-1+a-b+c=0$ より $c=1-a+b$
　　$f(x)=x^3+ax^2+bx+1-a+b$
　　$\quad =x^3+1+a(x^2-1)+b(x+1)$
　　$\quad =(x+1)(x^2-x+1+ax-a+b)$
　　$\quad =(x+1)\{x^2+(a-1)x+1-a+b\}$
　　$g(x)=x^2+(a-1)x+1-a+b$ とする。
　　$g(-1)=1-a+1+1-a+b=3-2a+b$
　　$3-2a+b=3$ より $b=2a$
　　$c=1-a+2a=a+1$

(2) $y=x^3+ax^2+2ax+a+1$
　　$y-x^3-1-a(x^2+2x+1)=0$
　　$x^2+2x+1=0$ より $(x+1)^2=0$ $\quad \therefore \quad x=-1$
　　$y-x^3-1=0$ より $y=(-1)^3+1=0$
　　$A(-1, \ 0)$

(3) $f'(x)=3x^2+2ax+2a$
　　$f'(-1)=3-2a+2a=3$
　　$y=3(x+1)+0=3x+3$
　　$x^3+ax^2+2ax+a+1=3x+3$
　　$x^3+ax^2+(2a-3)x+a-2=0$
　　$(x+1)^2(x+a-2)=0$
　　従って，$x=-a+2$

(4) $f'(x)=3x^2+2ax+2a$
　　直線 AB の傾きが 3 なので，接線の傾きが 3 となる
　　点が直線 AB からの距離が最も長い。
　　$3x^2+2ax+2a-3=0$
　　$(x+1)(3x+2a-3)=0$
　　従って，$x=\dfrac{-2a+3}{3}$

Ⅲ
〔解答〕

(1)
ア	イ	ウ	エ	オ	カ
−	3	4	2	1	2

(2)
キ	ク	ケ	コ	サ
1	3	1	4	3

(3)
シ	ス	セ	ソ	タ
1	2	3	1	3

(4)
チ	ツ	テ	ト	ナ	ニ
1	2	1	6	2	3

〔出題者が求めたポイント〕　三角比

(1) ED の中点を M とする。
　　$S=\dfrac{1}{2}ED \cdot OM, \quad OM=OC-MC$

(2) S = 正三角形 CDE の面積を解く。

(3) $\tan \theta = \dfrac{EM}{OM}$

(4) $DE^2=OD^2+OE^2-2OD \cdot OE\cos 2\theta$
　　$OM=OD\cos\theta, \ OM=OC-MC$ の式より OD を求める。
　　$\sin \alpha$ が最大となるのは，$\sin\alpha=1, \ \alpha=\dfrac{\pi}{2}$

〔解答のプロセス〕

$OD=OE=r$ とし，辺 ED の中点を M とする。
点 M は OC と ED との交点でもある。

(1) $MC=a\sin 60°=\dfrac{\sqrt{3}}{2}a, \quad OM=1-\dfrac{\sqrt{3}}{2}a$
　　$ED=a$ より
　　$S=\dfrac{1}{2}a\left(1-\dfrac{\sqrt{3}}{2}a\right)=\dfrac{-\sqrt{3}}{4}a^2+\dfrac{1}{2}a$

(2) 正三角形の面積は，$\dfrac{1}{2}a\dfrac{\sqrt{3}}{2}a=\dfrac{\sqrt{3}}{4}a^2$
　　$-\dfrac{\sqrt{3}}{4}a^2+\dfrac{1}{2}a=\dfrac{\sqrt{3}}{4}a^2$ より $\sqrt{3}a^2-a=0$
　　$a(\sqrt{3}a-1)=0$ 従って，$a=\dfrac{1}{\sqrt{3}}$
　　$S=-\dfrac{\sqrt{3}}{4\sqrt{3}\sqrt{3}}+\dfrac{1}{2\sqrt{3}}=\dfrac{1}{4\sqrt{3}}$

(3) $\tan\theta=\dfrac{EM}{OM}=\dfrac{\dfrac{1}{2}a}{1-\dfrac{\sqrt{3}}{2}a}=\dfrac{1a}{2-\sqrt{3}a}$
　　$a=\dfrac{1}{\sqrt{3}}$ のとき，$\tan\theta=\dfrac{1}{\sqrt{3}}\cdot\dfrac{1}{2-1}=\dfrac{1}{\sqrt{3}}$
　　$\theta=\dfrac{1}{6}\pi$ 従って，$2\theta=\dfrac{1}{3}\pi$

(4) $OD=r$ とする。
　　$a^2=r^2+r^2-2r^2\cos 2\theta=2r^2(1-\cos 2\theta)$
　　$a^2=2r^2(1-1+2\sin^2\theta)=4r^2\sin^2\theta$
　　$a>0, \ r>0$ より $a=2r\sin\theta$ ……①
　　$OM=r\cos\theta$
　　$r\cos\theta=1-\dfrac{\sqrt{3}}{2}a, \ \dfrac{\sqrt{3}}{2}a=1-r\cos\theta$ ……②
　　①より $\dfrac{\sqrt{3}}{2}a=\sqrt{3}r\sin\theta$

よって，$\sqrt{3}\,r\sin\theta = 1 - r\cos\theta$

$\sqrt{3}\,r\sin\theta + r\cos\theta = 1$，$\sqrt{3}+1 = 2$ より

$2r\left(\dfrac{\sqrt{3}}{2}\sin\theta + \dfrac{1}{2}\cos\theta\right) = 1$

$2r\sin\left(\theta + \dfrac{\pi}{6}\right) = 1$　従って $r = \dfrac{1}{2\sin\left(\theta + \dfrac{1}{6}\pi\right)}$

$r(\mathrm{OD})$ が最小となるのは，分母が最大となるときだか

ら，$\sin\left(\theta + \dfrac{\pi}{6}\right) = 1$，$\theta + \dfrac{\pi}{6} = \dfrac{\pi}{2}$

$\theta = \dfrac{1}{3}\pi$　従って，$2\theta = \dfrac{2}{3}\pi$

化 学

解答

28年度

Ⅰ
〔解答〕

①(5) ②(8) ③(6) ④(2) ⑤(3) ⑥(7) ⑦(3)

〔出題者が求めたポイント〕

原子の構成, 性質, 数, 溶液の濃度

〔解答のプロセス〕

問1. (ア) (a)質量数－陽子数＝7－3＝4　　(b)正

(c)希ガスは反応しないので価電子は0　(d)正

原子核に近いほどエネルギーは低く, 安定である。

(イ) (a)陽子の数＝原子番号　O：8, S：16, F：9,

Cl：17, Na：11, K：19, Mg：12, Ca：20

(b)第一イオン化エネルギーは, 同周期元素では1

族元素で最小, 同族元素では原子番号が大きい元素

ほど小さい。　(c)イオン半径は電子殻の多いほど大

きく, 同じ電子配置のイオンでは, 原子番号の小さい

原子のイオンほど大きい。$S^{2-} > Cl^- > K^+ > Ca^{2+}$

(ウ) (1) $N \equiv N$　(2) $O = C = O$　(3) $Cl - Cl$

(4) $\overset{H}{\underset{H}{\diagdown}} C = C \overset{H}{\underset{H}{\diagup}}$　(5) $O = O$

問2. アンモニア水1Lをとると, NH_3 は7.0 mol

$\dfrac{溶質の質量}{溶液の質量} \times 100 = \dfrac{17\ g/mol \times 7.0\ mol}{0.90\ g/cm^3 \times 1000\ mL} \times 100$

$\fallingdotseq 13\%$

問3. 物質量×式中のHの数　を比較する。

(1) $Ca(OH)_2$　$\dfrac{4.0 \times 10^{23}}{6.0 \times 10^{23}/mol} \times 2 \fallingdotseq 1.3\ mol$

(2) H_2O　$\dfrac{18.0\ g}{18\ g/mol} \times 2 = 2.0\ mol$

(3) NH_3　$\dfrac{17.92\ L}{22.4\ L/mol} \times 3 = 2.4\ mol$

(4) CH_4　$\dfrac{8.0\ g}{16\ g/mol} \times 4 = 2.0\ mol$

(5) H_2SO_4　$0.75\ mol \times 2 = 1.5\ mol$

Ⅱ
〔解答〕

⑧(6) ⑨(0) ⑩(3) ⑪(9)

〔出題者が求めたポイント〕

中和, 酸化還元, 平衡移動, 触媒

〔解答のプロセス〕

問1. (a) 濃度が小さいほど電離度は大きい。　(b)正

(c) $Ba(OH)_2 + H_2SO_4 \longrightarrow BaSO_4 \downarrow + H_2O$　中和点で

はイオンの数は0になっている。　(d)正　強酸と

弱塩基の塩であるから加水分解して弱酸性を示す。

$NH_4^+ + H_2O \longrightarrow NH_3 + H_3O^+$

(e) H_2SO_4 は2価であるから$[H^+] = 2.0 \times 10^{-3}$ mol/L

$pH = -\log_{10}(2.0 \times 10^{-3}) = 3.0 - \log_{10} 2.0 = 2.7$

問2. (a) Cuは還元剤　$Cu \longrightarrow Cu^{2+} + 2e^-$

$H_2SO_4 + 2H^+ + 2e^- \longrightarrow SO_2 + 2H_2O$

(b) H_2O_2 は還元剤　$H_2O_2 \longrightarrow O_2 + 2H^+ + 2e^-$

$MnO_4^- + 8H^+ + 5e^- \longrightarrow Mn^{2+} + 4H_2O$

(c) H_2 は還元剤　$H_2 \longrightarrow 2H^+ + 2e^-$

$CuO + 2H^+ + 2e^- \longrightarrow Cu + H_2O$

(d) I_2 は酸化剤　$I_2 + 2e^- \longrightarrow 2I^-$

$H_2S \longrightarrow S + 2H^+ + 2e^-$

(e) NaClOは酸化剤

$ClO^- + 2H^+ + 2e^- \longrightarrow Cl^- + H_2O$

$2HCl \longrightarrow Cl_2 + 2H^+ + 2e^-$

まとめると

$NaClO + 2HCl \longrightarrow NaCl + Cl_2 + H_2O$

問3. (a)正　温度が高いと反応は速い。　(b)吸熱方向

の右に平衡は移動する。　(c)両辺の気体分子数が同

じであるから, 圧力を変えても平衡は移動しない。

(d)正　H_2 と I_2 は同じ分子数生じる。

問4. (a)小さくなる→変わらない。触媒は反応物, 生

成物のもつエネルギーは変えないから反応熱も変わら

ない。　(b)変わらない→小さくなる。正反応のとき

と同じだけ活性化状態のエネルギーは小さくなる。

(c)正　活性化エネルギーの小さい反応経路をつくる。

(d)反応速度定数が大きくなり, 反応速度が大きくな

る。　(e)正　活性化エネルギーをもった分子が増える。

Ⅲ
〔解答〕

⑫(3) ⑬(5) ⑭(4) ⑮(8) ⑯(8) ⑰(6) ⑱(5)

⑲(3) ⑳(2) ㉑(5)

〔出題者が求めたポイント〕

同素体, 金属イオンの分離, ハロゲン元素

〔解答のプロセス〕

問1. (ア)希ガス元素を除き, 典型元素の価電子の数は

族の番号の1位の数に等しい。

(イ)実験室での酸素の製法は, ①過酸化水素水に酸化

マンガン(Ⅳ) MnO_2 (触媒)を加える。

$2H_2O_2 \longrightarrow 2H_2O + O_2$

②塩素酸カリウムに酸化マンガン(Ⅳ) (触媒)を加

えて熱する。　$2KClO_3 \longrightarrow 2KCl + 3O_2$

(ウ)二酸化硫黄を生じる。三酸化硫黄にはならない。

$S + O_2 \longrightarrow SO_2$

(エ)酸素 O_2 とオゾン O_3 のように同じ元素の単体で

構造や性質の異なるものを同素体という。同素体の

ある元素は酸素以外に硫黄, 炭素, リンがある。硫

黄の同素体には S_8 分子の配列が異なる斜方硫黄,

単斜硫黄と原子数不定の鎖状分子であるゴム状硫黄

がある。

問2. (ア)最初の混合水溶液中の金属イオンのうち Cl^-

で沈殿するのは Ag^+。$Ag^+ + Cl^- \longrightarrow AgCl$ (a)

残りの金属イオンのうち NH_3 水で沈殿するのは Al^{3+}。

$Al^{3+} + 3OH^- \longrightarrow Al(OH)_3$ (b)
$Ca(OH)_2$ は溶解度が小さいので NaOH 水溶液では沈殿する。
残りの金属イオンのうち CO_3^{2-} で沈殿するのは Ca^{2+}。
$Ca^{2+} + CO_3^{2-} \longrightarrow CaCO_3$ (c)
カリウム塩はすべて水溶性なのでろ液(d)に残る。
(イ) AgCl は NH_3 と錯イオンをつくるので NH_3 水に溶け、$Al(OH)_3$ は両性なので NaOH 水溶液に溶ける。
$AgCl + 2NH_3 \longrightarrow [Ag(NH_3)_2]^+ + Cl^-$
$Al(OH)_3 + OH^- \longrightarrow [Al(OH)_4]^-$
(ウ) 炭酸塩は塩酸と反応して二酸化炭素を発生する。
$CaCO_3 + 2HCl \longrightarrow CaCl_2 + H_2O + CO_2$
(エ) 1 族元素は H, Na, K, Rb, Cs, Fr である。
問3. (a) 正 (b) 酸化力は原子番号が小さいほど強い。
(c) 水酸化ナトリウム $\longrightarrow$ 濃硫酸
$CaF_2 + H_2SO_4 \longrightarrow 2HF + CaSO_4$
(d), (e) 正

Ⅳ
〔解答〕
22 (7) 23 (5) 24 (3) 25 (1) 26 (2) 27 (2) 28 (1)
29 (3) 30 (5) 31 (5) 32 (2) 33 (2) 34 (4)

〔出題者が求めたポイント〕
有機物の分離と性質, 有機物の推定

〔解答のプロセス〕
問1. (ア), (イ) 最初の混合溶液に NaOH 水溶液を加えると、酸である安息香酸とフェノールが塩となり、水層に移る。

⬡-COOH + NaOH $\longrightarrow$ ⬡-COONa + H₂O
⬡-OH + NaOH $\longrightarrow$ ⬡-ONa + H₂O

この水層に二酸化炭素を吹き込むと、炭酸より弱い酸であるフェノールの塩は反応して、フェノールとなって遊離しエーテルに溶ける……エーテル層 B

⬡-ONa + CO₂ + H₂O $\longrightarrow$ ⬡-OH + NaHCO₃

炭酸より強い酸である安息香酸の塩は変化せず、水層 A に残る。
NaOH 水溶液を加えたとき反応しなかったアニリンとシクロヘキサンを含むエーテル溶液に塩酸を加えると、塩基であるアニリンが塩となって水層 C に移る。中性物質であるシクロヘキサンはそのままエーテル層 D に残る。

⬡-NH₂ + HCl $\longrightarrow$ ⬡-NH₃Cl

(ウ) エーテル層 B に含まれる化合物はフェノール。
(1) Na と反応しない $\longrightarrow$ 反応して H_2 を発生する。
2⬡-OH + 2Na $\longrightarrow$ 2⬡-ONa + H₂
(2) エーテル結合 $\longrightarrow$ エステル結合
⬡-OH + (CH₃CO)₂O
$\longrightarrow$ CH₃COO-⬡ + CH₃COOH

(3) 正 (4) 酸なので塩酸と反応しない。
(エ) エーテル層 D に含まれる化合物はシクロヘキサン。飽和炭化水素であるシクロヘキサンは反応力は弱く Na, 酸無水物, さらし粉, NaOH のいずれとも反応しない $\longrightarrow$ (1)が正
(オ) 二層に別れる液体を分離するには、(2)の分液漏斗を用いる。
問2. (ア) 酸無水物は水と反応すると元の酸に戻る。
$(CH_3CO)_2O + H_2O \longrightarrow 2CH_3COOH$
(イ) ⬡ + 3H₂ $\longrightarrow$ ⬡
(ウ) 銀鏡反応はアルデヒド基による反応。ギ酸にはアルデヒド基が含まれている。

(エ) アニリンを硫酸酸性二クロム酸カリウムで酸化すると、黒色染料のアニリンブラックが生じる。
問3. (ア) $220g \times \dfrac{C}{CO_2} = 220g \times \dfrac{12}{44} = 60g$
(イ) 水素は $54g \times \dfrac{2H}{H_2O} = 54g \times \dfrac{2.0}{18} = 6.0g$
酸素は $82g - (60g + 6.0g) = 16g$
$\dfrac{60}{12} : \dfrac{6.0}{1.0} : \dfrac{16}{16} = 5 : 6 : 1$ より
組成式は C_5H_6O (式量 82)、分子式は $(C_5H_6O)_n$
B はベンゼン環をもつから A の炭素数は 6 以上。
分子量より $82n \leq 200$ よって $n = 2$ 分子式は $C_{10}H_{12}O_2$ となる。
(ウ) B は NaOH に溶けるからカルボキシ基をもつとわかる。
(エ) $A + H_2O \longrightarrow B + C$
B はカルボキシ基をもつので中性物質 C はアルコール、A はエステル。B はベンゼン環をもつので炭素数は 7 以上。C はヨードホルム反応を行うので $CH_3CH(OH)-$ 構造をもつアルコールであるが、エタノールとは異なる化合物なので炭素数は 3 以上。B と C の炭素数の和は 10 なので、B の炭素数は 7 で ⬡-COOH 安息香酸、C の炭素数は 3 で $CH_3CH(OH)CH_3$ 2-プロパノールとなる。
(1) -CHO は含まれていない。 (2) C=O は含まれていない。 (3) 構造異性体には $CH_3CH_2CH_2OH$ 1-プロパノールと $CH_3CH_2OCH_3$ エチルメチルエーテルがあるが、分子間に水素結合をつくらないエチルメチルエーテルの沸点が最も低い。 (4) 正 $CH_3CH(OH)CH_3 \xrightarrow{酸化} CH_3COCH_3$ アセトン
(5) 第一級 $\longrightarrow$ 第二級

平成27年度

問　題　と　解　答

平成27年度

英 語

問題

27年度

Ⅰ 次の英文を読み，下の問１〜問５に答えよ。

　　More and more these days we are *interacting socially (a)through indirect contact using new technologies like email and *instant messaging, or *texting.　Many psychologists, *linguists, and *sociologists have lined up to (b)condemn this new trend of communication, primarily because, as the American philosopher and linguist Jerrold Katz once *articulated it, "To type is not to be human, to be in *cyberspace is not to be real; all is *pretense and alienation, (c)a poor substitute for the real thing."　You can't get more *emphatic than that!　*Skeptics of the new technologies also argue that (A)they encourage isolation, making it difficult （　ア　） us to form genuine friendships.　As Massachusetts Institute of Technology (MIT) psychologist Sherry Turkle wrote recently, "The little devices most of us carry around are so powerful that they (d)change not only what we do, but also who we are ....　We've become accustomed （　イ　） a new way of 'being alone together.'"

　　(e)Texting in particular is coming under fire, and not just because in certain situations it is downright dangerous (many places have *outlawed texting while driving because （　ウ　） the large number of accidents related to it) and bad for the health (too much texting can cause permanent damage to the thumbs).　(f)Texting, some say, causes our language skills to go downhill.　For example, *ScienceDaily* reports that new research conducted on the reading habits of university students shows that reading *text messages not only has (g)a negative impact on people's ability to interpret new words, but it also makes them less accepting of new vocabulary.　Reading print media, on the other （　エ　）, says *ScienceDaily*, "exposes people to variety and creativity in language (X)that is not found in the *colloquial peer-to-peer text messaging used among young people."

But are email and texting all bad?　Of course not.　（　オ　）fact, says Professor John McWhorter in a *New York Times* *op-ed essay, "the looseness and creativity of these new ways of writing are a sign of a new *sophistication in our society .... (h)Keyboard technology allows something hitherto unknown to humanity: written conversation.　Just as humans can function in multiple languages, (B)they can also function in multiple kinds of language."　And while many critics complain that texting and email encourage people to establish *online false identities rather than (i)the trust needed for traditional face-to-face communication, a new study conducted for *the U.S. National Science Foundation reaches a different conclusion. (j)For polling purposes at least, says the study, text messaging is a far better way to get open, *candid answers from *respondents to personal, sensitive questions than *in-person and telephone interviews.

Jim Knudsen and Shunpei Fukuhara,『人と社会のインターアクション』（南雲堂）

（注）　*interacting ＜ interact：交流する
　　　*instant messaging：オンラインで瞬時にメッセージをやりとりする
　　　　　　　　　こと
　　　*texting：携帯電話でのメール打ち
　　　*linguist(s)：言語学者
　　　*sociologist(s)：社会学者
　　　*articulated ＜ articulate：はっきり述べる
　　　*cyberspace：サイバースペース（仮想現実空間のこと）
　　　*pretense and alienation：見せかけであり，疎外された状態
　　　*emphatic：確信が持てる
　　　*skeptic(s)：～を疑っている人
　　　*outlawed ＜ outlaw：法律で禁止する

*text message(s)：携帯メール

*colloquial peer-to-peer：同等の人同士で交わす口語での

*op-ed essay：新聞の論説コラム

*sophistication：世慣れすること

*online false identities：ネット上で偽って別人物になること

*the U.S. National Science Foundation：アメリカ国立科学財団

*candid：包み隠しのない

*respondent(s)：回答者

*in-person：対面の

問1　空欄（　ア　）～（　オ　）に入れるのに最も適したものを，それぞれ下の①～④のうちから一つずつ選べ。

空欄（　ア　）　[1]

① from　　　② for　　　③ than　　　④ to

空欄（　イ　）　[2]

① to　　　② so　　　③ be　　　④ that

空欄（　ウ　）　[3]

① of　　　② to　　　③ on　　　④ at

空欄（　エ　）　[4]

① foot　　　② head　　　③ hand　　　④ land

空欄（　オ　）　[5]

① Over　　　② To　　　③ Before　　　④ In

問2　下線部(a)～(j)の日本語訳として最も適切なものを，それぞれ下の①～
④のうちから一つずつ選べ。

下線部(a)　　6

① 直接に連絡を取ることによって

② 直接会うことなく連絡を取ることによって

③ 直接会うことも連絡を取ることもなく

④ 直接に電話することによって

下線部(b)　　7

① 支持する　　② 分析する　　③ 把握する　　④ 非難する

下線部(c)　　8

① 高価な物を得るための安い製品

② 実物に取って代わる貧弱な代用品

③ 高価な物に対応する貧弱な代用品

④ 実感のわかない高価な代用品

下線部(d)　　9

① 私たちが何を欲しているかではなく，私たちの正体を変えてしま
う

② 私たちが行っていることではなく，私たちの正体を変えてしまう

③ 私たちが行っていることばかりでなく，私たちが何者であるのか
も変えてしまう

④ 私たちが何を欲しているのかばかりでなく，私たちの正体までも
変えてしまう

下線部(e)　　10

① 特に，携帯電話でのメール打ちが非難にさらされている

② とりわけ，携帯電話でのメール打ちが切迫した問題となってしまった

③ とりわけ，携帯電話でのメール打ちが，熱く語られている

④ 特に，携帯電話でのメール打ちは，ますます高度になっている

下線部(f)　　11

① 携帯電話でのメール打ちにより，私たちの言語技能が向上すると主張する人もいる

② 携帯電話でのメール打ちが原因で，荒廃した言語が明るみに出ると語る人がいる

③ 携帯電話でのメール打ちにより，私たちの言語技能が明らかになると語る人もいる

④ 携帯電話でのメール打ちが私たちの言語技能を低下させていると語る人もいる

下線部(g)　　12

① 新語を解釈しようとする時に受けたマイナスの影響力

② 新語から受けた衝撃を後悔する精神状態

③ 新語を解釈するときに受けた衝撃が，徐々に蓄積すること

④ 新語を解釈するという人間の能力に対する悪い影響

下線部(h)　　13

① キーボードの技術により，これまで人間には知られていなかったものが可能になる

② キーボードの技術により，これまでにはなかった人間性が誕生する

③ これまでのキーボード操作により，人間には知られていなかったものが可能になる

④ これまでのキーボード操作により，新しい人間性が誕生する

下線部(i)　14
① 伝統的な面と向かってのコミュニケーションで必要となる信頼
② 信頼には，伝統的な対面型のコミュニケーションが要求される
③ 信頼関係を確立するのに必要なのは，わかりやすい顔文字のコミュニケーションだ
④ 一般的に，信頼関係が必要とされる対面型のコミュニケーション

下線部(j)　15
① なぜなら，最終的な世論調査という目的のため
② 最後に，世論調査の目的のためなら
③ 少なくとも，世論調査の目的のためなら
④ なぜなら，非常に範囲の狭い世論調査においては

問3　二重下線部(A)they と(B)they が指し示す内容として最も近いものを，それぞれ下の①～④のうちから一つずつ選べ。

二重下線部(A)they　16
① skeptics of the new technologies
② the new technologies
③ genuine friendships
④ many psychologists, linguists, and sociologists

二重下線部(B)they　17
① multiple languages
② keyboard technology
③ humans
④ written conversation

問4　波線部(X)that に最も近い用法の that を含む英文を，下の①〜④のうちから一つ選べ。

波線部(X)that 　18

① Everything that he said is true.

② He said that he first had to read the book.

③ I failed the exam; it was that difficult.

④ She complained to me that the book was too difficult for her.

問5　次の［1］〜［7］のそれぞれについて，本文の内容に一致する場合は解答欄の①を，一致しない場合は②をマークせよ。

［1］Jerrold Katz 氏は，サイバースペース（仮想現実空間）に居ることが，まさに現実であると主張している。　19

［2］Sherry Turkle 氏によると，私たちが持ち歩く小さな携帯電話などの機器が，大きな影響力を持つことはない。　20

［3］事故が多発したため，運転中の携帯メール打ちは多くの場所で禁止されている。　21

［4］ScienceDaily が報じたところによれば，携帯電話のメールを読むことで新しい語彙を受け入れやすくなる。　22

［5］活字によるメディア情報を読むことにより，言語の多様性と創造性に触れる機会は減る。　23

［6］John McWhorter 氏は，Ｅメールや携帯電話でのメール打ちに批判的である。　24

［7］対面や電話でのインタビューでは，率直で包み隠しのない回答を得ることが携帯メールによる場合より難しい場合がある。　25

Ⅱ 次の問1〜問10のそれぞれの英単語について，最も強く発音される音節の番号を一つずつ選べ。

問1　mes-sage　　26
　　　①　　②

問2　psy-chol-o-gy　　27
　　　①　　②　③　④

問3　sub-sti-tute　　28
　　　①　　②　　③

問4　sub-sti-tu-tion　　29
　　　①　　②　③　④

問5　em-pha-size　　30
　　　①　　②　　③

問6　i-so-la-tion　　31
　　　①②　③　④

問7　re-cent-ly　　32
　　　①　　②　　③

問8　par-tic-u-lar　　33
　　　①　　②　③　④

問9　dam-age　　34
　　　①　　②

問10　in-ter-pret　　35
　　　①　　②　　③

Ⅲ 次の問1〜問10のそれぞれの英単語の組について，二つの下線部の発音が同じなら解答欄の①を，異なるなら②を選べ。

問1　all<u>ow</u> / kn<u>ow</u>　　[36]

問2　compl<u>ai</u>n / cl<u>ai</u>m　　[37]

問3　f<u>a</u>lse / m<u>o</u>st　　[38]

問4　n<u>u</u>mber / bl<u>oo</u>d　　[39]

問5　ch<u>a</u>nge / d<u>a</u>nger　　[40]

問6　c<u>er</u>tain / p<u>ur</u>pose　　[41]

問7　loo<u>s</u>eness / gue<u>ss</u>　　[42]

問8　<u>th</u>umb / brea<u>th</u>　　[43]

問9　<u>g</u>enuine / <u>g</u>entleman　　[44]

問10　ar<u>gue</u> / lea<u>gue</u>　　[45]

Ⅳ　次の問1～問5において，空欄 46 ～ 50 に入れるのに最も適した
ものを，それぞれ下の①～④のうちから一つずつ選べ。

問1　 46 you like it or not, you should be here by six tomorrow
morning.
① Even if　　　② Either　　　③ Because　　　④ Whether

問2　The reason I failed the English exam was simply 47 I didn't
study hard enough for it.
① for　　　　② that　　　　③ why　　　　④ if

問3　Patty looks pretty 48 she wears.
① no matter what　　　　② no matter how
③ no matter whatever　　　④ no whichever

問4　A: Does Lance live in the suburbs or in the center of the city?
B: 49 I know, he lives near the center.
① As much as　② As though　③ Even though　④ As far as

問5　Little child 50 she was, Cathy did not cry when she was left
alone.
① despite　　　② as　　　　③ in spite of　　　④ whenever

Ⅴ　次の問1～問15において，空欄 51 ～ 65 に入れるのに最も適した
ものを，それぞれ下の①～④のうちから一つずつ選べ。

問1　Her condition was, if 51 , worse than in the morning.
① ever　　　　② anything　　　③ possibly　　　④ at all

問2　You must ⬚52⬚ her age into account.
　　① make　　　② offer　　　③ take　　　④ consider

問3　War broke ⬚53⬚ in September when the treaty was ignored.
　　① out　　　② open　　　③ through　　　④ away

問4　She spoke very loudly, but I still couldn't make ⬚54⬚ what she was trying to say.
　　① away　　　② in　　　③ out　　　④ over

問5　I'll leave the decision ⬚55⬚ to our boss.
　　① in　　　② under　　　③ for　　　④ up

問6　She was determined to ⬚56⬚ her way in life without any help from others.
　　① throw　　　② make　　　③ carry　　　④ give

問7　They tried to carry ⬚57⬚ their master's order.
　　① forward　　　② across　　　③ with　　　④ out

問8　According to the professor, in this secret code each number stands ⬚58⬚ a letter of the alphabet.
　　① on　　　② away　　　③ for　　　④ into

問9　Since the deadline is next month, you may ⬚59⬚ your time.
　　① do　　　② take　　　③ begin　　　④ put

問10　We should ⬚60⬚ away with this old curtain.
　　① throw　　　② do　　　③ stop　　　④ carry

問11 David was thin from sickness, and the doctor said he must [61] on ten pounds.

 ① gain   ② take   ③ grow   ④ put

問12 Every worker in this company has a good [62] of English.

 ① command   ② interest   ③ commander   ④ speaker

問13 We [63] a party in celebration of his 80th birthday.

 ① opened   ② held   ③ took part   ④ looked for

問14 What on earth do you want ten copies of the same book [64] ?

 ① in   ② on   ③ for   ④ at

問15 [65] out for falling rocks.

 ① Take   ② Look   ③ Pull   ④ Give

数　学

問　題

27年度

[Ⅰ]　次の空欄をうめよ。

(1)　$\log_a(a-2)=\dfrac{1}{2}$ のとき，$a=\boxed{\text{ア}}$ である。

(2)　$\sin\alpha+\sin\beta=\dfrac{4}{3}$，$\cos\alpha+\cos\beta=-\dfrac{1}{2}$ のとき，$\cos(\alpha-\beta)=\dfrac{\boxed{\text{イ}}}{\boxed{\text{ウエ}}}$

である。

(3)　$6x^4+7x^3-36x^2-7x+6$

$=(\boxed{\text{オ}}\,x+\boxed{\text{カ}})(\boxed{\text{キ}}\,x-\boxed{\text{ク}})(x-\boxed{\text{ケ}})(x+\boxed{\text{コ}})$

である。

(4)　初項 -729，公比 $-\dfrac{1}{3}$ の等比数列の第 8 項から第 11 項までの和を

求めると $\dfrac{\boxed{\text{サシ}}}{\boxed{\text{スセ}}}$ である。

(5)　円に内接する四角形 ABCD において，AB $=3$，BC $=5$，CD $=3$，

DA $=8$ のとき，四角形 ABCD の面積は $\dfrac{\boxed{\text{ソタ}}\sqrt{\boxed{\text{チ}}}}{\boxed{\text{ツ}}}$ である。

[**II**]　△ABC において，辺 BC を 3：4 に内分する点を D とし，辺 CA を 2：3 に内分する点を E とする。また，2 つの辺 AD と BE の交点を P とし，直線 CP と辺 AB の交点を F とするとき，次の空欄をうめよ。

(1)　ベクトル $\overrightarrow{\mathrm{AD}}$ を $\overrightarrow{\mathrm{AB}}$ と $\overrightarrow{\mathrm{AC}}$ で表すと，

$$\overrightarrow{\mathrm{AD}} = \frac{\boxed{\text{ア}}\,\overrightarrow{\mathrm{AB}} + \boxed{\text{イ}}\,\overrightarrow{\mathrm{AC}}}{\boxed{\text{ウ}}}\ \text{である。}$$

(2)　ベクトル $\overrightarrow{\mathrm{AP}}$ を $\overrightarrow{\mathrm{AB}}$ と $\overrightarrow{\mathrm{AC}}$ で表すと，

$$\overrightarrow{\mathrm{AP}} = \frac{\boxed{\text{エ}}\,\overrightarrow{\mathrm{AB}} + \boxed{\text{オ}}\,\overrightarrow{\mathrm{AC}}}{\boxed{\text{カ}}}\ \text{である。}$$

(3)　△PBC，△PCA，△PAB の面積比を求めると，

△PBC：△PCA：△PAB ＝ 2：$\boxed{\text{キ}}$：$\boxed{\text{ク}}$　である。

(4)　△ABC と △DEF の面積比を求めると，

△ABC：△DEF ＝ $\boxed{\text{ケコ}}$：$\boxed{\text{サ}}$　である。

[Ⅲ]　関数 $f(x)=x^2+3x$，$(\alpha \leqq x \leqq \beta)$ のグラフと2直線 $x=\alpha$，$x=\beta$ および x 軸によって囲まれる2つの部分の面積の和を S とする。

なお，$-3 \leqq \alpha < 0$，$0 < \beta$ である。このとき，次の空欄をうめよ。

(1)　$f(x)$ の不定積分は

$$\int f(x)\,dx = \frac{\boxed{\text{ア}}}{\boxed{\text{イ}}}x^3 + \frac{\boxed{\text{ウ}}}{\boxed{\text{エ}}}x^2 + C$$

である。ただし，C は積分定数とする。

(2)　$\alpha = -1$，$\beta = 1$ のとき，$S = \boxed{\text{オ}}$ である。

(3)　直線 $y = kx + 2$（k は実数の定数）がある。この直線と曲線 $y=f(x)$ の2交点の x 座標が α，β であるとき，$k \geqq \dfrac{\boxed{\text{カ}}}{\boxed{\text{キ}}}$ である。

(4)　(3)の場合，$k = \boxed{\text{ク}}$ において，S は最小値 $\dfrac{\boxed{\text{ケコ}}}{\boxed{\text{サ}}}$ をとる。

化 学

問題

27年度

必要があれば原子量は次の値を使うこと。

H 1.0　　He 4.0　　Li 6.9　　C 12

N 14　　O 16　　Na 23　　Cl 35.5

[I]　次の問1～5に答えよ。

問1　次の記述(a)～(e)について，その内容の正しいものの組合せはどれか。下の(1)～(0)のうちから一つ選べ。　 1

（a）　黄リンと赤リンは同位体の関係にある。

（b）　金と白金は同素体の関係にある。

（c）　黒鉛は化合物である。

（d）　2族の元素は2価の陽イオンになりやすい。

（e）　酸素もオゾンも単体である。

(1)（a，b）　(2)（a，c）　(3)（a，d）

(4)（a，e）　(5)（b，c）　(6)（b，d）

(7)（b，e）　(8)（c，d）　(9)（c，e）

(0)（d，e）

問2　次の(1)～(5)のうち，物質量が最も小さいものを一つ選べ。　2

(1)　2 g の酸素 O₂
(2)　2 g のリチウム
(3)　1 g のアンモニア
(4)　標準状態における 1 L のヘリウム
(5)　標準状態における 5.6 L の水素 H₂

問3　Al³⁺ の電子配置を表したものはどれか。次の(1)～(5)のうちから一つ選べ。中心の黒丸は原子核を，同心円は電子殻を，また小さい黒丸は電子を表している。　3

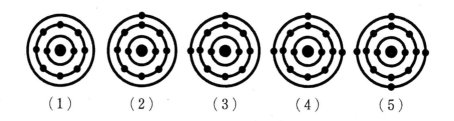

(1)　(2)　(3)　(4)　(5)

問4　質量パーセント濃度が 3 % の食塩水の密度を d 〔g/cm³〕とするとき，この食塩水のモル濃度を表したものとして正しいものはどれか。次の(1)～(7)のうちから一つ選べ。　4

(1)　$\dfrac{20d}{117}$　(2)　$\dfrac{20d}{39}$　(3)　$\dfrac{20d}{13}$　(4)　$\dfrac{200d}{39}$

(5)　$\dfrac{2000d}{39}$　(6)　$\dfrac{39}{20d}$　(7)　$\dfrac{117}{20d}$

問5 次の記述(1)～(5)について，その内容の正しいものを二つ選べ。ただし，解答の順序は問わない。 5 ， 6

(1) ヨウ素やドライアイスは金属結晶であり，昇華性がある。

(2) 結晶中の原子の並び方は1通りしかなく，どの結晶も常に同じである。

(3) アンモニウムイオンの4つのN-H結合のうち，どれが配位結合によるものかは区別できる。

(4) フッ化水素の沸点が他のハロゲン化水素に比較して高いのは，水素結合があるためである。

(5) 直鎖状アルカンの沸点が炭素数の増加に伴い上昇するのは，ファンデルワールス力のためである。

[Ⅱ] 次の問1〜4に答えよ。

問1 次のエネルギー図と熱化学方程式に関する問(ア),(イ)に答えよ。

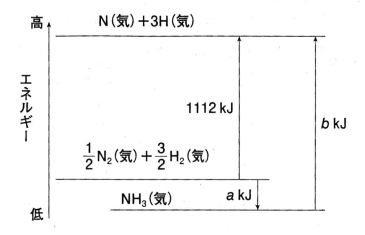

H-H の結合エネルギー = 432 kJ/mol
N-H の結合エネルギー = 386 kJ/mol

(ア) アンモニアの生成熱〔kJ/mol〕はいくらか。その値として最も適切なものを次の(1)〜(0)のうちから一つ選べ。　7

(1) −37　(2) −46　(3) −74　(4) −92　(5) −303
(6) 37　(7) 46　(8) 74　(9) 92　(0) 303

(イ) N≡N の結合エネルギー〔kJ/mol〕はいくらか。その値として最も適切なものを次の(1)〜(0)のうちから一つ選べ。　8

(1) −58　(2) −175　(3) −680　(4) −818　(5) −928
(6) 58　(7) 175　(8) 680　(9) 818　(0) 928

問2 水酸化ナトリウム NaOH は，工業的には塩化ナトリウム NaCl 水溶液の電気分解で製造される。陽極に黒鉛 C，陰極に鉄 Fe を用い，両電極間を陽イオン交換膜で仕切って電気分解し，陰極側の水溶液を濃縮すると水酸化ナトリウムが得られる。次の問(ア)，(イ)に答えよ。

(ア) 陽極と陰極で発生する気体の組合せとして最も適切なものを下の (1)～(6)のうちから一つ選べ。 $\boxed{9}$

	陽極	陰極
(1)	O_2	H_2
(2)	H_2	O_2
(3)	O_2	Cl_2
(4)	Cl_2	O_2
(5)	H_2	Cl_2
(6)	Cl_2	H_2

(イ) 1.5 A の電流を1時間48分間流したとき，生成する水酸化ナトリウムは何 g か。最も適切な値を下の(1)～(5)のうちから一つ選べ。ただし，ファラデー定数は $9.65×10^4$ C/mol とする。 $\boxed{10}$

(1) 2.0 (2) 4.0 (3) 8.0 (4) 13.4 (5) 80.4

問3 酸，塩基，および中和に関する記述（a）〜（e）のうち，正しいものの組合せはどれか。下の（1）〜（0）のうちから一つ選べ。 11

（a） 濃度 0.010 mol/L の水酸化ナトリウム水溶液 1.0 L に含まれる水素イオンの数は，濃度 1.0 mol/L の水酸化ナトリウム水溶液 1.0 L に含まれる水素イオンの数よりも多い。

（b） 酸と塩基の中和点における pH は，酸や塩基の種類に関わらず温度 25℃において 7 になる。

（c） 希薄な水溶液中の $[H^+]$ と $[OH^-]$ の積は温度に関わらず一定で，その値は $1.0 \times 10^{-14} \, (mol/L)^2$ である。

（d） 同一温度における弱酸の電離度は，濃度がうすいほど大きい。

（e） 酸の H も塩基の OH も残っていない塩を正塩といい，正塩の水溶液はすべて中性を示す。

（1）（a，b）　（2）（a，c）　（3）（a，d）

（4）（a，e）　（5）（b，c）　（6）（b，d）

（7）（b，e）　（8）（c，d）　（9）（c，e）

（0）（d，e）

問4 窒素 N_2 と酸素 O_2 が反応して一酸化窒素 NO が生成する反応は以下の熱化学方程式で表され，平衡状態に達する。この反応に関する記述（a）～（d）のうち，正しいものの組合せはどれか。下の（1）～（6）のうちから一つ選べ。　12

$$N_2 + O_2 = 2NO - 181\,kJ$$

（a）　平衡状態に達すると，N_2, O_2, NO の濃度比は $1:1:2$ となる。

（b）　この反応に触媒を加えると反応速度が大きくなる。

（c）　温度一定で圧力を上げると平衡は右へ移動する。

（d）　圧力一定で温度を上げると平衡は右へ移動する。

　　　（1）（a，b）　（2）（a，c）　（3）（a，d）
　　　（4）（b，c）　（5）（b，d）　（6）（c，d）

[Ⅲ] 次の問1～4に答えよ。

問1　次の記述（a）～（e）について，その内容に誤りを含むものの組合せはどれか。下の（1）～（0）のうちから一つ選べ。　13

（a）　赤リンを空気中に放置すると，自然発火する。
（b）　単体のアルミニウムを空気中に放置すると，表面に酸化物の被膜ができる。
（c）　十酸化四リンを空気中に放置すると，水分を吸収して溶ける。
（d）　水酸化ナトリウムを空気中に放置すると，炭酸ナトリウムを生じる。
（e）　炭酸ナトリウム一水和物を空気中に放置すると，水分を吸収して炭酸ナトリウム十水和物になる。

（1）（a，b）　（2）（a，c）　（3）（a，d）
（4）（a，e）　（5）（b，c）　（6）（b，d）
（7）（b，e）　（8）（c，d）　（9）（c，e）
（0）（d，e）

問2 金属イオンの分離に関する次の問(ア)，(イ)に答えよ。

(ア) 次の(a)～(d)の操作のうち，Pb^{2+} および Ca^{2+} イオンを含む水溶液から Pb^{2+} イオンのみを沈殿させる操作として適切なものの組合せはどれか。下の(1)～(6)のうちから一つ選べ。 14

(a) 希塩酸を加える。
(b) 希硫酸を加える。
(c) 硫化水素を通じる。
(d) 水酸化ナトリウム水溶液を過剰に加える。

(1) (a , b) (2) (a , c) (3) (a , d)
(4) (b , c) (5) (b , d) (6) (c , d)

(イ) 3種類の金属イオンを含む水溶液がある。次の操作(a)，操作(b)を順に行って各イオンを分離できる組合せはどれか。下の(1)～(5)のうちから一つ選べ。 15

操作(a)：水溶液に希硫酸を加え，生成した沈殿をろ過する。
操作(b)：ろ液に過剰のアンモニア水を加え，生成した沈殿をろ過する。

(1) Al^{3+}, Ba^{2+}, Cu^{2+} (2) Al^{3+}, Fe^{3+}, Pb^{2+}
(3) Ba^{2+}, Pb^{2+}, Zn^{2+} (4) Ca^{2+}, Cu^{2+}, Zn^{2+}
(5) Cu^{2+}, Fe^{3+}, Zn^{2+}

問3 次の記述（a）～（d）にあてはまる元素A～Dを，下の（1）～（0）のうちから一つずつ選べ。

A 16 ， B 17 ， C 18 ， D 19

（a） Aは，地殻中に酸素に次いで多く存在する元素で，水晶はその酸化物の結晶である。

（b） Bは，Aと同族の元素で，X線などの放射線の遮蔽に用いられる。

（c） Cは，Aと同族の元素で，鋼板にめっきしたものはブリキと呼ばれる。

（d） Dは，地殻中に金属元素として最も多く存在する元素で，ルビーはその酸化物の結晶である。

（1） アルミニウム　（2） 亜鉛　　（3） 銀　（4） ケイ素
（5） スズ　　　　　（6） 炭素　　（7） 鉄　（8） 銅
（9） 鉛　　　　　　（0） マンガン

問4 次の操作（a）～（e）で発生する気体について，下の問（ア）～（ウ）にあてはまるものを（1）～（0）のうちからそれぞれ一つずつ選べ。ただし，同じ番号を繰り返し選んでもよい。

（a） 酸素に紫外線を当てる。
（b） 亜鉛に希硫酸を加える。
（c） 過酸化水素水に酸化マンガン（Ⅳ）を加える。
（d） 塩化ナトリウムに濃硫酸を加えて加熱する。
（e） 酸化マンガン（Ⅳ）に濃塩酸を加えて加熱する。

（ア） 水で湿らせた青色リトマス紙を赤色に変えるものの組合せ

<u>20</u>

（イ） 水で湿らせたヨウ化カリウムデンプン紙を青紫色に変えるものの組合せ <u>21</u>

（ウ） 有色であるものの組合せ <u>22</u>

（1）（a ， b） （2）（a ， c） （3）（a ， d）
（4）（a ， e） （5）（b ， c） （6）（b ， d）
（7）（b ， e） （8）（c ， d） （9）（c ， e）
（0）（d ， e）

徳島文理大学（薬）27 年度 （27）

[Ⅳ]　次の問 1 ～ 4 に答えよ。

問 1　芳香族化合物に関する問（ア）～（ウ）に答えよ。

（ア）　トルエンを中性～塩基性の過マンガン酸カリウム水溶液と共に長時間熱して得られる化合物はどれか。次の（1）～（5）のうちから一つ選べ。　23

（1）　$C_6H_5OCH_3$　　　（2）　C_6H_5COOK　　　（3）　C_6H_5COOH
（4）　$C_6H_5CH_2OH$　　（5）　C_6H_5CHO

（イ）　サリチル酸と無水酢酸を作用させてできる化合物はどれか。次の（1）～（5）のうちから一つ選べ。　24

（1）　　（2）　　（3）　

（4）　　（5）　

（ウ）　クレゾールに関する次の記述（1）～（5）について，誤っているものを一つ選べ。　25

（1）　構造異性体が 3 種類ある。
（2）　構造異性体の混合物は殺菌消毒薬として用いられる。
（3）　ナトリウムと反応して水素を発生する。
（4）　炭酸水素ナトリウム水溶液に溶ける。
（5）　塩化鉄（Ⅲ）水溶液と反応し，青色に呈色する。

問2　$C_5H_{10}O_2$ で表されるエステルA〜Dの記述について，次の問(ア)〜(ウ)に答えよ。

　　エステルAを加水分解すると，酸性物質Eと中性物質Fを生じた。Eは銀鏡反応を示した。また，中性物質Fは，酸化されにくい化合物であった。エステルBを加水分解すると，酢酸と中性物質Gを生じた。中性物質Gは，ヨウ素と水酸化ナトリウムを加えて穏やかに加熱したところ，特有のにおいを有する黄色の沈殿を生じた。エステルCとDを加水分解して生じた中性物質はともに同じものであった。

(ア)　エステルAは何か。次の(1)〜(5)のうちから一つ選べ。　26

　(1)　H–C(=O)–O–CH₂–C(CH₃)(H)–CH₃　　(2)　H–C(=O)–O–C(CH₃)(H)–CH₂–CH₃　　(3)　H–C(=O)–O–C(CH₃)₂–CH₃

　(4)　CH₃–C(=O)–O–C(CH₃)(H)–CH₃　　(5)　CH₃–C(CH₃)(H)–C(=O)–O–CH₃

(イ)　エステルBから生じた中性物質Gは何か。次の(1)〜(6)のうちから一つ選べ。　27

　(1)　CH₃–CH₂–OH　　(2)　CH₃–CH₂–CH₂–OH　　(3)　CH₃–C(CH₃)(H)–CH₂–OH

　(4)　CH₃–C(CH₃)(H)–OH　　(5)　CH₃–CH₂–C(CH₃)(H)–OH　　(6)　CH₃–C(CH₃)₂–OH

（ウ）　エステルCとDの組合せとして正しいものはどれか。次の（1）〜（5）のうちから一つ選べ。　28

	C	D
（1）	$CH_3-CH_2-CH_2-\overset{\overset{\displaystyle O}{\|}}{C}-O-CH_3$	$CH_3-CH_2-\overset{\overset{\displaystyle O}{\|}}{C}-O-CH_2-CH_3$
（2）	$CH_3-\overset{\overset{\displaystyle H}{\|}}{\underset{\underset{\displaystyle CH_3}{\|}}{C}}-\overset{\overset{\displaystyle O}{\|}}{C}-O-CH_3$	$CH_3-CH_2-CH_2-\overset{\overset{\displaystyle O}{\|}}{C}-O-CH_3$
（3）	$H-\overset{\overset{\displaystyle O}{\|}}{C}-O-CH_2-CH_2-CH_2-CH_3$	$H-\overset{\overset{\displaystyle O}{\|}}{C}-O-CH_2-\overset{\overset{\displaystyle CH_3}{\|}}{\underset{\underset{\displaystyle H}{\|}}{C}}-CH_3$
（4）	$CH_3-\overset{\overset{\displaystyle O}{\|}}{C}-O-CH_2-CH_2-CH_3$	$H-\overset{\overset{\displaystyle O}{\|}}{C}-O-CH_2-CH_2-CH_2-CH_3$
（5）	$CH_3-CH_2-\overset{\overset{\displaystyle O}{\|}}{C}-O-CH_2-CH_3$	$CH_3-\overset{\overset{\displaystyle O}{\|}}{C}-O-\overset{\overset{\displaystyle CH_3}{\|}}{\underset{\underset{\displaystyle H}{\|}}{C}}-CH_3$

問3 炭化水素に関する次の記述（1）〜（5）のうちから正しいものを一つ選べ。

29

（1） 炭化水素の中で，炭素原子間の結合がすべて単結合であるものを不飽和炭化水素という。

（2） ベンゼンは鎖式炭化水素の一種である。

（3） メタンやエタンなどのように，すべて単結合からなる鎖式炭化水素をアルケンと呼ぶ。

（4） アルカンの分子から水素原子1個を除いてできる炭化水素基をアルキル基という。

（5） 炭素数3以上のアルカンには，炭素原子のつながり方の違いによる構造異性体が存在する。

問4 糖類に関する次の問（ア）〜（ウ）に答えよ。

（ア） 次の糖類の組合せ（1）〜（5）のうち，いずれも還元性を示すものを一つ選べ。 30

（1） （グルコース，ガラクトース）

（2） （グルコース，スクロース）

（3） （デンプン，ラクトース）

（4） （スクロース，マルトース）

（5） （マルトース，セルロース）

（イ）　糖類に関する次の記述（1）～（5）のうち，正しいものを一つ選べ。

　　　31

（1）　グルコースには，グリコシド結合が存在する。

（2）　フルクトースは水溶液中では六員環構造，五員環構造，および鎖状構造で存在する。

（3）　スクロースを酵素で加水分解して得られる混合物をデキストリンという。

（4）　セルロースは，一部温水に溶けてコロイド溶液となる。

（5）　デンプンを酸により加水分解すると，グルコースのほかガラクトースも生成する。

（ウ）　グルコース $C_6H_{12}O_6$　1分子は，アルコール発酵によりエタノール2分子と二酸化炭素2分子に分解される。5％のエタノール水溶液500 g を作るのに必要なグルコースの重さはいくらか。最も近い値（g）を次の（1）～（6）のうちから一つ選べ。ただし，グルコースはすべてがアルコール発酵されたものする。　32

（1）　4.9　（2）　9.8　（3）　49　（4）　98　（5）　147　（6）　196

英　語

解答　　27年度

I

〔解答〕

問1　①②　②①　③①　④③　⑤④

問2　⑥②　⑦①　⑧②　⑨③　⑩②

　　　⑪④　⑫④　⑬①　⑭①　⑮③

問3　⑯②　⑰③

問4　⑱①

問5　⑲2　⑳2　㉑1　㉒2　㉓2

　　　㉔2　㉕1

〔出題者が求めたポイント〕

現代の生活において切り離すことのできない情報機器の普及がもたらす問題点と利点を、複数の学者の立場からの発言を通して、抽象的な思考にまで理解を広げながら捉える。

[語句]

argue that ~ : ~ であると(論拠をあげて)主張する

encourage: ①勇気づける　②助長する

device: 考案物、仕掛け、装置

carry around ~ : ~ を持ち運ぶ

alone together : 一緒でも孤独な

be under fire: 砲火を浴びる、非難・批判の的になる

downright : 完全に

show that ~ : ~ であることを、示す、証明する

say ~ : ~ であると(意見として)述べる、主張する

expose A to B : A を B(危険・攻撃・非難など)にさらす

hitherto : 今まで、従来

all : 全面的に、全く

humanity: (集合的) 人類、人間

establish: ①設立する　②(先例・習慣などを)確立する

〔全訳〕

　今日において、ますます我々は、電子メールやインスタントメッセージや携帯電話でのメール打ちのような新しい技術を使った間接的な接触を通して社会的に相互に交流している。多くの心理学者、言語学者が揃ってこの新しいコミュニケーションの動向を非難してきた。その主な理由は、アメリカの哲学者であり言語学者であるジェロルド・カッツが、かつて、この流れを以下のようにはっきりと述べたように、「文字を機械を通して印字することは人間的ではない。仮想現実空間にいることは、本当のことではない。つまり、仮想現実空間は、見せかけであり疎外された状態、即ち本物の貧弱な代用品なのである。」ということによる。それ以上のことは確信がもてないであろう。新しい技術に懐疑的な人は、また、新しい技術は孤立を助長し、純粋な友情を形成するのが困難になると主張している。マサチューセッツ工科大学の心理学者であるシェリー・タークルは最近以下のように書いて述べている。「我々が持ち運ぶ小さな機器のほとんどはとても強力なので、我々の行動だけでなく、我々の存在のありよう自体をも変えてしまうのである。－途中略－ そのようにして、我々は「一緒でも孤独」という新しい状況に慣れてしまった。」

　特に携帯電話でのメール打ちは、非難の的となっている。それは単に、携帯機器を操作することが、ある状況において全く危険であり(機器の操作に関連した事故の多さゆえに多くの場所で運転中の機器操作が法律で禁止されている)、また健康に悪い(過度のメール打ちは親指に変化をきたし戻らなくなる)という理由だけによるものではない。メール打ちは言語能力を低下させる原因となると主張する人もいる。たとえば、「サイエンスデイリー」では、大学生の読書習慣に関して行われた新しい研究によると携帯メールを読むことは新しいことばを解釈する人々の能力に否定的な影響を与えるばかりでなく、新しい語彙に対して人々がより受容的でなくなるということを示している。一方また、「サイエンスデイリー」では、印刷を媒体とするものを読むことは、「若者の間での、仲間同士の口語のメールやりとりでは見出されない、言語の多様性と創造性に触れる。」ということが述べられている。

　しかし、電子メールを送ったり、打ったりすることは、全く悪いのだろうか。もちろんそうではない。実際、ジョン・マックホーター教授は、「ニューヨークタイムズ」の新聞の論説コラムで、「これらの新しい書く方法の緩さと創造性は、我々の社会における新しい洗練さのひとつの表れである。－途中略－ キーボードの技術により、これまで人類にとって未知であったことを可能にする。それは、書くことによる会話である。ちょうど人間が複数の言語の中で活動することができるように、人は言語の中の様々な種類においてもまた活動ができる。」ということを主張している。また、批評する多くの人たちが、メールを打ったり送ったりすることにより、伝統的な対面によるコミュニケーションに必要とされる信用よりも、ネット上で別人であると偽ることが先例として確立されることが助長されると苦言を呈している一方で、アメリカ国立科学財団のために行われた新しい研究により、異なった結論に達した。　少なくとも、世論調査の目的であるならば、文を打ち込む方が、対面や電話による調査よりも、個人的な、繊細な質問に対して、回答者から、率直で包み隠しのない解答を得るには、はるかに適した方法であると研究の中で述べられている。

II

〔解答〕

問1　㉖①　問2　㉗②　問3　㉘①　問4　㉙③

問5　㉚①　問6　㉛③　問7　㉜①　問8　㉝②

問9　㉞①　問10　㉟②

III

〔解答〕

問1　㊱②　問2　㊲①　問3　㊳②　問4　㊴①

問5　㊵①　問6　㊶①　問7　㊷①　問8　㊸①

問9 44 ①　問10 45 ②

Ⅳ
〔解答〕
問1 46 ④　問2 47 ②　問3 48 ①　問4 49 ④
問5 50 ②
〔完成英文和訳〕
問1　好むと好まざるに関わらず、あなたは明日の朝6
　　時までにここに来ていなくてはならない。
問2　英語の試験を落としたのは、単に試験に備えて十
　　分に勉強をしなかったからだ。
問3　彼女は何を着ても美しい。
問4　A：ランスは郊外に住んでいるのか、それとも都
　　心に住んでいるのだろうか。
　　B：私の知る限り、彼は都心の近くに住んでいると思
　　う。
問5　キャシーは幼かったが、一人残されても泣かなかっ
　　た。
　　as ~：~ だけれども　as の前にくる名詞は無冠詞となる

Ⅴ
〔解答〕
問1 51 ②　問2 52 ③　問3 53 ①　問4 54 ③
問5 55 ④　問6 56 ②　問7 57 ④　問8 58 ③
問9 59 ②　問10 60 ②　問11 61 ④　問12 62 ①
問13 63 ②　問14 64 ③　問15 65 ②
〔完成英文和訳〕
問1　彼女の容体は、朝に、むしろ悪化した。
問2　あなたは彼女の年齢を考慮に入れなくてはならない。
問3　協定が無視された9月に戦争が勃発した。
問4　彼女はとても大きな声で話したが、それでも私は
　　彼女が何を言おうとしているのか分らなかった。
問5　決定は上司に委ねよう。
問6　彼女は、他人からの援助なしでやっていこうと決
　　心した。
問7　彼らは主人の命令を遂行しようとした。
問8　教授によれば、この秘密の暗号体系において、そ
　　れぞれの数がアルファベットの文字を表わしている。
問9　締切は来月なので、急がなくて大丈夫ですよ。
問10　この古いカーテンは処分しなくては。
問11　デイビッドは病気でやせていたので、医者は10
　　ポンド体重を増やさなくてはいけないと言った。
問12　この会社の従業員はみな英語に堪能である。
問13　私たちは彼の80歳の誕生日を祝ってパーティー
　　を開いた。
問14　一体、何のために同じ本が10冊も要るのですか。
問15　落石に注意して下さい。
if anything：どちらかと言えば、それどころか
take ~ into account：~ を考慮する
break out: 勃発する
make out ~：~ を理解する　＊ can, could を伴う、否
　定文、疑問文で用いられることが多い
leave A up to B：A を B に任せる、A は B 次第である

make one's way: 進んでいく
carry out ~：実行する、（義務などを）果たす
stand for ~：~ を表わす、意味する
take one's time: 急がずに（ゆっくり）やる
do away with ~：（無用のものとして）捨てる、処分する
put on pounds（weight）：体重を増やす、太る
　　＊ gain weight ⇔ lose weight
have a good command on ~：~ に堪能である
hold；（会、式などを）催す、
what ~ for?，for what ~? 何のために ~ なのか?
look out for ~；に注意（用心）する

徳島文理大学（薬）　27年度　（34）

数　学

解答　27年度

I

〔解答〕

(1)
ア
4

(2)
イ	ウ	エ
1	7	2

(3)
オ	カ	キ	ク	ケ	コ
2	1	3	1	2	3

(4)
サ	シ	ス	セ
2	0	8	1

(5)
ソ	タ	チ	ツ
3	9	3	4

〔出題者が求めたポイント〕

(1) 底，真数が正。両辺2倍する。
$r\log_c M = \log_c M^r$，$\log_c M = r \Longleftrightarrow = c^r$
より，aの2次方程式にして解く。

(2) 2の与式の両辺を2乗し，辺々加える。
$\cos(\alpha - \beta) = \cos\alpha\,\cos\beta + \sin\alpha\,\sin\beta$

(3) 定数項6より6の約数をx代入し，式が0になるものを探す。

(4) 初項a，公比rの等比数列の一般項a_nは，
$a_n = ar^{n-1}$
a_8，a_9，a_{10}，a_{11}を求め加える。

(5) $B + D = 180°$，$\cos(180° - B) = -\cos B$
$AC^2 = BA^2 + BC^2 - 2BA \cdot BC \cos B$
$\quad = DA^2 + DC^2 - 2DA \cdot DC \cos D$
四角形ABCDの面積は，
$\dfrac{1}{2}BA \cdot BC \sin B + \dfrac{1}{2}DA \cdot DC \sin D$

〔解法のプロセス〕

(1) 真数正より，$a - 2 > 0$　∴ $a > 2$
$2\log_a(a-2) = 1$　より，$\log_a(a-2)^2 = 1$
よって，$(a-2)^2 = a^1$
$a^2 - 5a + 4 = 0$　より　$(a-1)(a-4) = 0$
$a > 2$　より　$a = 4$

(2) $\sin^2\alpha + 2\sin\alpha\,\sin\beta + \sin^2\beta = \dfrac{16}{9}\cdots$①

$\cos^2\alpha + 2\cos\alpha\,\cos\beta + \cos^2\beta = \dfrac{1}{4}\cdots$②

①，②の辺々を加える。

$2 + 2(\cos\alpha\,\cos\beta + \sin\alpha\,\sin\beta) = \dfrac{16}{9} + \dfrac{1}{4} = \dfrac{73}{36}$

$2 + 2\cos(\alpha-\beta) = \dfrac{73}{36}$　より　$\cos(\alpha-\beta) = \dfrac{1}{72}$

(3) $x = 2$とすると，$96 + 56 - 144 - 14 + 6 = 0$
$x = -3$とすると，$486 - 189 - 324 + 21 + 6 = 0$
$6x^4 + 7x^3 - 36x^2 - 7x + 6$
$= (x-2)(x+3)(6x^2 + x - 1)$
$= (2x+1)(3x-1)(x-2)(x+3)$

(4) $a_n = -729\left(-\dfrac{1}{3}\right)^{n-1} = (-1)^n \cdot 3^{6-(n-1)}$
$\quad = (-1)^n \cdot 3^{7-n}$
$a_8 = \dfrac{1}{3}$，$a_9 = -\dfrac{1}{9}$，$a_{10} = \dfrac{1}{27}$，$a_{11} = -\dfrac{1}{81}$

$\dfrac{1}{3} - \dfrac{1}{9} + \dfrac{1}{27} - \dfrac{1}{81} = \dfrac{20}{81}$

(5) 向かい合う角より　$B + D = 180°$
$\cos D = \cos(180° - B) = -\cos B$
$AC^2 = 3^2 + 5^2 - 2 \cdot 3 \cdot 5\cos B = 34 - 30\cos B$
$AC^2 = 3^2 + 8^2 - 2 \cdot 3 \cdot 8\cos D = 73 + 48\cos B$
$34 - 30\cos B = 73 + 48\cos B$

よって，$\cos B = -\dfrac{1}{2}$，$\sin B = \sqrt{1 - \dfrac{1}{4}} = \dfrac{\sqrt{3}}{2}$

$\sin D = \sin(180° - B) = \sin B$
四角形ABCDの面積は
$\dfrac{1}{2}3 \cdot 5 \cdot \dfrac{\sqrt{3}}{2} + \dfrac{1}{2}3 \cdot 8\dfrac{\sqrt{3}}{2} = \dfrac{39\sqrt{3}}{4}$

II

〔解答〕

(1)
ア	イ	ウ
4	3	7

(2)
エ	オ	カ
4	3	9

(3)
キ	ク
4	3

(4)
ケ	コ	サ
3	5	8

〔出題者が求めたポイント〕

(1) 点Sが線分QRを$m:n$に内分する点
$\overrightarrow{AS} = \dfrac{n\overrightarrow{AQ} + m\overrightarrow{AR}}{m+n}$

(2) $\overrightarrow{AP} = \overrightarrow{AB} + t\overrightarrow{BE}$，$\overrightarrow{AP} = k\overrightarrow{AD}$とし，$\overrightarrow{AB}$，$\overrightarrow{AC}$の式に変形して，未定係数法によって，$t$, kを求める

(3) 右図，頂角Aが同じで，底辺の比がBD：DC$= m:n$であるとき，△ABCの面積をSとすると，
△ABDの面積
$\dfrac{m}{m+n}S$
△ADCの面積
$\dfrac{n}{m+n}S$

(4) $\overrightarrow{AF} = \overrightarrow{AC} + n\overrightarrow{CP}$, $\overrightarrow{AF} = m\overrightarrow{AB}$ とし，$\overrightarrow{AB}$，$\overrightarrow{AC}$ の式に変形し，未定係数法によって，m, n を求める。

〔解法のプロセス〕

(1) $\overrightarrow{AD} = \dfrac{4\overrightarrow{AB} + 3\overrightarrow{AC}}{7}$

(2) $\overrightarrow{AE} = \dfrac{3}{5}\overrightarrow{AC}$

$\overrightarrow{AP} = \overrightarrow{AB} + t\overrightarrow{BE}$ とする。

$\overrightarrow{AP} = \overrightarrow{AB} + t\left(\dfrac{3}{5}\overrightarrow{AC} - \overrightarrow{AB}\right)$

$\qquad = (1-t)\overrightarrow{AB} + \dfrac{3}{5}t\overrightarrow{AC}$

$\overrightarrow{AP} = k\overrightarrow{AD}$ とする。

$\overrightarrow{AP} = \dfrac{4}{7}k\overrightarrow{AB} + \dfrac{3}{7}k\overrightarrow{AC}$

よって，$1-t = \dfrac{4}{7}k$，$\dfrac{3}{5}t = \dfrac{3}{7}k$

2式より $t = \dfrac{5}{9}$, $k = \dfrac{7}{9}$

$\overrightarrow{AP} = \dfrac{4\overrightarrow{AB} + 3\overrightarrow{AC}}{9}$

(3) $\triangle ABC$ を三角形 ABC の面積とし，$\triangle ABC = S$ とする。

CD : DB = 4 : 3 より

$\triangle ACD = \dfrac{4}{7}S$, $\triangle ADB = \dfrac{3}{7}S$

AP : PD $= \dfrac{7}{9} : \left(1 - \dfrac{7}{9}\right) = 7 : 2$

$\triangle PCA = \dfrac{7}{9}\left(\dfrac{4}{7}S\right) = \dfrac{4}{9}S$

$\triangle PAB = \dfrac{7}{9}\left(\dfrac{3}{7}S\right) = \dfrac{3}{9}S$

$\triangle PBC = S - \dfrac{4}{9}S - \dfrac{3}{9}S = \dfrac{2}{9}S$

$\triangle PBC : \triangle PCA : \triangle PAB$

$\qquad = \dfrac{2}{9}S : \dfrac{4}{9}S : \dfrac{3}{9}S = 2 : 4 : 3$

(4) $\overrightarrow{AF} = \overrightarrow{AC} + n\overrightarrow{CP}$ とする。

$\qquad = \overrightarrow{AC} + n\left(\dfrac{4}{9}\overrightarrow{AB} + \dfrac{3}{9}\overrightarrow{AC} - \overrightarrow{AC}\right)$

$\qquad = \dfrac{4}{9}n\overrightarrow{AB} + \left(1 - \dfrac{2}{3}n\right)\overrightarrow{AC}$

$\overrightarrow{AF} = m\overrightarrow{AB}$ とする。

よって，$\dfrac{4}{9}n = m$，$1 - \dfrac{2}{3}n = 0$

2式より，$n = \dfrac{3}{2}$，$m = \dfrac{2}{3}$

AF : FB $= \dfrac{2}{3} : \left(1 - \dfrac{2}{3}\right) = 2 : 1$ より

$\triangle ACF = \dfrac{2}{3}S$, $\triangle BCF = \dfrac{1}{3}S$

AE : EC = 3 : 2 より

$\triangle BEC = \dfrac{2}{5}S$

$\triangle AEF = \dfrac{3}{5}\left(\dfrac{2}{3}S\right) = \dfrac{2}{5}S$

CD : DB = 4 : 3 より

$\triangle DEC = \dfrac{4}{7}\left(\dfrac{2}{5}S\right) = \dfrac{8}{35}S$

$\triangle BDF = \dfrac{3}{7}\left(\dfrac{1}{3}S\right) = \dfrac{1}{7}S$

$\triangle DEF = S - \left(\dfrac{2}{5}S + \dfrac{8}{35}S + \dfrac{1}{7}S\right) = \dfrac{8}{35}S$

$\triangle ABC : \triangle DEF = S : \dfrac{8}{35}S = 35 : 8$

Ⅲ

〔解答〕

(1)

ア	イ	ウ	エ
1	3	3	2

(2)

オ
3

(4)

カ	キ
2	3

(4)

ク	ケ	コ	サ
2	3	1	6

〔出題者が求めたポイント〕

(2) $-1 \sim 0$ と $0 \sim 1$ に分けて定積分する。

(3) 2つの方程式を連立させて，x の2次方程式をつくる。$g(x) = 0$ になったとする。
$g(x) = 0$ が $n \leqq x \leqq m$ に解を1つもつときは，
$g(n) \cdot g(m) \leqq 0$

(4) $x^2 + px + q = 0$ の解を α, β とするときは，
$\alpha + \beta = -p$，$\alpha\beta = q$
$\alpha^2 + \beta^2 = (\alpha + \beta)^2 - 2\alpha\beta$
$\alpha^3 + \beta^3 = (\alpha + \beta)(\alpha^2 - \alpha\beta + \beta^2)$
α, β で定積分して，結果に代入する。
k で微分し，増減表をつくって最小値を求める。

〔解法のプロセス〕

(1) $\displaystyle\int (x^2 + 3x)dx = \dfrac{1}{3}x^3 + \dfrac{3}{2}x^2 + C$

(2) $x^2 + 3x = x(x+3)$
$-3 < x < 0$ で $f(x) < 0$，$0 < x$ で $f(x) > 0$

$S = \displaystyle\int_{-1}^{0}(-x^2 - 3x)dx + \int_{0}^{1}(x^2 + 3x)dx$

$\quad = \left[-\dfrac{1}{3}x^3 - \dfrac{3}{2}x^2\right]_{-1}^{0} + \left[\dfrac{1}{3}x^3 + \dfrac{3}{2}x^2\right]_{0}^{1}$

$\quad = 0 - \left(\dfrac{1}{3} - \dfrac{3}{2}\right) + \dfrac{1}{3} + \dfrac{3}{2} - 0 = 3$

(4) $x^2 + 3x = kx + 2$ より $x^2 + (3-k)x - 2 = 0$
$g(x) = x^2 + (3-k)x - 2$ とする。
1つの解 α が $-3 \leqq \alpha < 0$ なので，
$g(0) = -2 < 0$ より $g(-3) \geqq 0$ となる。
$g(-3) = 9 - 3(3-k) - 2 = 3k - 2$

$3k - 2 \geqq 0$ 従って，$k \geqq \dfrac{2}{3}$

(4) $\alpha + \beta = -(3-k) = k-3$, $\alpha\beta = -2$

$\alpha^2 + \beta^2 = (\alpha+\beta)^2 - 2\alpha\beta$
$= (k-3)^2 + 4 = k^2 - 6k + 13$

$\alpha^3 + \beta^3 = (\alpha+\beta)(\alpha^2 - \alpha\beta + \beta^2)$
$= (k-3)(k^2 - 6k + 15)$
$= k^3 - 9k^2 + 33k - 45$

$$S = \int_\alpha^0 (-x^2 - 3x)dx + \int_0^\beta (x^2 + 3x)dx$$

$$= \left[-\frac{1}{3}x^3 - \frac{3}{2}x^2 \right]_\alpha^0 + \left[\frac{1}{3}x^3 + \frac{3}{2}x^2 \right]_0^\beta$$

$$= \frac{1}{3}\alpha^3 + \frac{2}{3}\alpha^2 + \frac{1}{3}\beta^3 + \frac{2}{3}\beta^2$$

$$= \frac{1}{3}\left(\alpha^3 + \beta^3\right) + \frac{3}{2}(\alpha^2 + \beta^2)$$

$$= \frac{1}{3}k^3 - 3k^2 + 11k - 15 + \frac{3}{2}k^2 - 9k + \frac{39}{2}$$

$$= \frac{1}{3}k^3 - \frac{3}{2}k^2 + 2k + \frac{9}{2}$$

$$\frac{dS}{dk} = k^2 - 3k + 2 = (k-1)(k-2)$$

k	$\frac{2}{3}$		1		2	
$\frac{dS}{dk}$		+	0	−	0	+
S		↗		↘		↗

$k=2$ のとき, $k = \frac{8}{3} - 6 + 4 + \frac{9}{2} = \frac{31}{6}$

$k = \frac{2}{3}$ のとき, $k = \frac{8}{81} - \frac{2}{3} + \frac{4}{3} + \frac{9}{2}$

$$= \frac{8}{81} + \frac{31}{6} > \frac{31}{6}$$

従って, $k=2$ のとき, S は最小値 $\frac{31}{6}$ をとる。

徳島文理大学（薬） 27年度 (37)

化　学

解答

27年度

Ⅰ期A

Ⅰ

〔解答〕

問1　0　問2　4　問3　1

問4　2　問5　4, 5(順不同)

〔出題者が求めたポイント〕

問5　(3)と(5)は，教科書知識では埋めづらいが，問題
　　集等ではよく見る内容なので易問。

〔解答のプロセス〕

問1　同素体とは，同じ元素からなる2つ以上の単体を
　　指す。(a)黄リンと赤リンは同素体であり，(b)金と白金
　　は元素が異なる。(c)黒鉛は炭素の単体の1つ。

問2　それぞれ分数にすると，

　(1) $\dfrac{1}{16}$　　(2) $\dfrac{2}{6.9}$　　(3) $\dfrac{1}{17}$

　(4) $\dfrac{1}{22.4}$　　(5) $\dfrac{1}{4}$

　で，(4)が最も小さい。

問3　Alの原子番号は13で，Al^{3+}では電子が10個あ
　　ることになる。Neと同じ電子配置を選べばよい。

問4　3% $=\dfrac{\text{溶質 } 3\,\text{g}}{\text{溶液 } 100\,\text{g}}=\dfrac{\text{溶質 } \dfrac{3}{59.5}\,(\text{mol})}{\text{溶液 } \dfrac{100}{1000\,\text{d}}\,(\text{L})}$

　　$=\dfrac{20\text{d}}{39}\,\text{mol/L}$

問5 (1)　ヨウ素やドライアイスは，分子結晶。

　(2)　結晶中の原子の並びは，いくつも種類がある。

　(3)　配位結合と共有結合は，前者が片方の原子から
　　　非共有電子対と後者が不対電子をそれぞれ共有する
　　　ものであるが，一度形成されると区別はできない。

　(4)　正しい。

　(5)　一般に，分子量の大きい物質ほど分子間力が大
　　　きくなるので沸点は高くなる。直鎖状アルカンでは
　　　たらくのはファンデルワールス力である。正しい。

Ⅱ

〔解答〕

問1 (ア) 7　(イ) 0

問2 (ア) 6　(イ) 2

問3　3　問4　5

〔出題者が求めたポイント〕

問1　ヘスの法則

問2　電気分解

問3　酸・塩基

問4　ルシャトリエの原理

　どれも易問ではあるが，図や式をしっかり書いて解か
ないとミスをしやすいので注意

〔解答のプロセス〕

問1 (ア)　$N(\text{気})+3H(\text{気})=NH_3(\text{気})+b\,\text{kJ}$

　　NH_3にはN－H結合が3本あり，それを切断する
　　とNとH原子になる。つまり，上のbは386×3
　　$=1158$である。よって，$a=1158-1112=46$と
　　なり，生成熱は

　　$\dfrac{1}{2}N_2(\text{気})+\dfrac{3}{2}H_2(\text{気})=NH_3(\text{気})+\underline{46\,\text{kJ}}$

　(イ)　$N\equiv N$結合エネルギーを$Q\,\text{kJ/mol}$として，

　　$\dfrac{1}{2}N_2(\text{気})=N(\text{気})-\dfrac{1}{2}Q\,\text{kJ}$

　　$\dfrac{3}{2}H_2(\text{気})=3H(\text{気})-\dfrac{3}{2}\times432\,\text{kJ}$

　　　━━━━━━━━━━━━━━━━━━━━

　　$\dfrac{1}{2}N_2+\dfrac{3}{2}H_2=N+3H-\left(\dfrac{1}{2}Q+648\right)\text{kJ}$

　　この，$\dfrac{1}{2}Q+648$が1112に相当するので，

　　$Q=\underline{928\,(\text{kJ/mol})}$

問2　陽極・陰極で起こる反応は，

　　(陽極)　$2Cl^-\longrightarrow Cl_2+2e^-$

　　(陰極)　$2H_2O+2e^-\longrightarrow H_2+2OH^-$

　(ア)　発生する気体は，陽極にCl_2，陰極にH_2

　(イ)　$1.5\times(1\times3600+48\times60)=9720\,[\text{C}]$

　　これを電子に換算して，

　　$\dfrac{9720}{9.65\times10^4}\fallingdotseq0.1\,\text{mol}$

　　陰極の反応式から，e^- 1 mol に対して OH^- 1 mol
　　が生成している。

　　ゆえに生成するNaOHは　0.1 mol $=\underline{4.0\,\text{g}}$である。

問3 (a)　0.010 mol/Lの水酸化ナトリウム1.0 Lに含ま
　　れるH^+は，$[OH^-]=1.0\times10^{-2}\,\text{mol/L}$なので，
　　$[H^+]=1.0\times10^{-12}\,\text{mol/L}$
　　同様に1 mol/Lであれば，
　　$[H^+]=1.0\times10^{-14}\,\text{mol/L}$
　　体積が同じなので濃度を比較すればよく，正しい。

　(b), (e)　例えば，NH_3水と塩酸の中和では，正塩で
　　あるNH_4Clが生成するが，塩の加水分解により，
　　中和点は弱い酸性になっている。

　(c)　$K_W=[H^+][OH^-]=1.0\times10^{-14}$は25℃のとき
　　の値であり，温度によってこの値は異なる。

問4 (a)　1:1:2になるのは，反応する量であり，平
　　衡状態での量(＝反応後の量)ではない。誤り。

　(b)　正しい。

　(c)　N_2, O_2, NOのいずれも気体分子であり，反応
　　式の左辺も右辺も気体分子の数は同じ。そのため，
　　圧力を変えても平衡は移動しない。誤り。

　(d)　吸熱反応なので，温度を上げれば平衡は右へ移
　　動する。正しい。

Ⅲ

〔解答〕

問1 4　問2（ア）2　（イ）1

問3 A 4　B 9　C 5　D 1

問4（ア）0　（イ）4　（ウ）4

〔出題者が求めたポイント〕

無機化学

かなり細かい部分まで知識を要求される。地殻中の元素組成は出やすいところなので，しっかり調べておきたい。

〔解答のプロセス〕

問1（a）　自然発火するのは，黄リン。誤り。

（e）　炭酸ナトリウム十水和物は，風解（結晶水を失っていくこと）して，一水和物になる。つまり話が逆。誤り。

問2（ア）（a）　$PbCl_2$ が沈殿する。

（b）　$PbSO_4$ と $CaSO_4$ が沈殿する。

（c）　PbS が沈殿する。

（d）　沈殿が生成しない。（Pb の沈殿は溶ける）

ゆえに，（a）と（c）が正しい。

（イ）　沈殿するイオンは，

	a	b	沈殿しない
1	Ba^{2+}	Al^{3+}	Cu^{2+}
2	Pb^{2+}	Al^{3+}, Fe^{3+}	
3	Ba^{2+}, Pb^{2+}		Zn^{2+}
4	Ca^{2+}		Cu^{2+}, Zn^{2+}
5		Fe^{3+}	Cu^{2+}, Zn^{2+}

分離できるのは（1）

問3（a）　ケイ素は地殻中に酸素に次いで多く，水晶は SiO_2 の共有結合性結晶である。

（b）　X 線保護には金属の鉛が用いられるほか，放射線防護には鉛ガラス等も用いられている。

（c）　ブリキは鋼板の表面をスズでめっきしたもの。

（d）　ルビーの主成分は Al_2O_3 で，少量の不純物により赤色になる。

問4　それぞれの反応式と発生する気体は，

（a）　$3O_2 \longrightarrow 2O_3$

（b）　$Zn + H_2SO_4 \longrightarrow ZnSO_4 + H_2$

（c）　$2H_2O_2 \longrightarrow 2H_2O + O_2$

（d）　$2NaCl + H_2SO_4 \longrightarrow Na_2SO_4 + 2HCl$

（e）　$MnO_2 + 4HCl \longrightarrow MnCl_2 + Cl_2 + 2H_2O$

（ア）　青色リトマス紙を赤くする（酸性）の気体は，HCl と，水に溶けて HCl を生じる Cl_2 の2つ。

$Cl_2 + H_2O \longrightarrow HCl + HClO$

（イ）　ヨウ化カリウムデンプン紙が青紫色に変わるのは，ヨウ化物イオンをヨウ素に変えるから。ゆえに，酸化力のある気体が該当する。ここでは，O_3 と Cl_2。

（ウ）　O_3（淡青色）と，Cl_2（黄緑）の2つ。

Ⅳ

〔解答〕

問1（ア）2　（イ）3　（ウ）4

問2（ア）3　（イ）4　（ウ）2

問3 4

問4（ア）1　（イ）2　（ウ）3

〔出題者が求めたポイント〕

有機化学

センター試験レベルの問題。教科書の内容から少し踏み込んだ範囲までしっかり理解する。

〔解答のプロセス〕

問1（ア）　トルエンの酸化なので，安息香酸が得られる。ただし，実際に生成しているのはカリウム塩なので注意。

（イ）　サリチル酸と無水酢酸の反応ではアセチルサリチル酸が得られる。

（ウ）（1）　$o-$クレゾール，$m-$クレゾール，$p-$クレゾールの3種。正しい。

（2）　正しい。

（3）　クレゾールはフェノール類なので，金属ナトリウムと反応する。正しい。

（4）　炭酸水素ナトリウムに溶けるのは，炭酸よりも強い酸。フェノール類は炭酸よりも弱い酸。誤り。

（5）　フェノール類の検出反応である。正しい。

問2（ア）　E は銀鏡反応を示しているので，ギ酸である。F は炭素数4のアルコールであるが，「酸化されにくい」とあるので，第3級の2−メチル−2−プロパノールである。

よって，（3）の構造。

（イ）　カルボン酸が酢酸と分かっているので，アルコールは炭素数3の1−プロパノールか2−プロパノールとわかる。文章から，ヨードホルム反応陽性なので，2−プロパノールと絞れる。ゆえに（4）

（ウ）　中性物質（＝アルコール）が同じものを選べばよい。よって，（2）

問3（1）　すべて単結合のものは，飽和炭化水素。誤り。

（2）　ベンゼンは，環式炭化水素の一種。誤り。

（3）　すべて単結合の鎖式炭化水素は，アルカン。誤り。

（4）　正しい。

（5）　炭素数4以上のアルカンには構造異性体があるが，3のアルカン（プロパン）にはない。誤り。

問4（ア）　還元性を示さないのは，二糖のスクロースと，多糖のデンプン，およびセルロース。これらが入っていないのは（1）

（イ）（1）　グリコシド結合は単糖同士の結合で作られるので，グルコースにはない。誤り。

（2）　正しい。

（3）　スクロースを分解したものは，転化糖。誤り。

（4）　コロイド溶液になるのはデンプン。誤り。

（5）　デンプンは $\alpha-$グルコースのみからなる。誤り。

（ウ）　$C_6H_{12}O_6\ x\,mol \longrightarrow C_2H_5OH\ 2x\,mol$

5%エタノール水溶液 500 g には 25 g のエタノールが含まれている。ゆえに,

$$2x = \frac{25}{46} \qquad x \fallingdotseq 0.272 \ \mathrm{mol}$$

g に換算して,

$$x \times 180 \fallingdotseq 48.9 \qquad \therefore \quad \underline{49 \ \mathrm{g}}$$

平成26年度

問 題 と 解 答

平成26年度

英　語

問題

26年度

I　次の英文を読み，下の問1～問5に答えよ。

　　The *buzz these days in the automobile industry is all about the development of technology for new eco-cars, (a)especially electric cars.　The goal, of course, is to produce ever more *fuel-efficient vehicles that are (b)kinder to the environment.

　　The pioneer in eco-cars was Toyota, which introduced its hybrid, the Prius, in 1997.　A hybrid vehicle (HV) is equipped (　ア　) both a gasoline engine and a battery.　The result is a car that can travel long distances with superior *gas mileage and lower *carbon emissions than (c)conventional automobiles.　Today, this type of hybrid technology is widely available from a number of manufacturers in a variety of models, from sedans to sports cars to *sport-utility vehicles (SUVs).　Other types of eco-cars have recently begun to hit the market (d)as well, including *plug-in hybrids and electric vehicles (EVs).

　　One of the challenges with the latest eco-cars is to design vehicles that can go fairly long distances.　The plug-in hybrids combine technologies to overcome (A)this problem.　For short distances, the cars run on small, battery-powered electric motors.　(e)For longer distances the vehicles have gasoline engines.　Furthermore, the batteries to run the car can be charged from any ordinary *household electrical outlet.

　　Automobiles are among the largest producers of carbon emissions.　Therefore, electric cars represent a real *breakthrough in (f)efforts to reduce such emissions.　In fact, because electric cars run on batteries, they emit no *greenhouse gases at (　イ　).　To recharge the battery, however, electric cars must be connected to a device *expressly designed for (B)this purpose.

As electric cars become more popular, these recharging devices will (g)no doubt eventually become as widely *accessible as today's *gasoline stations.

Another type of zero-emission vehicle is the *fuel-cell car. In a fuel cell, electricity is created from a chemical reaction of hydrogen and oxygen. The only *by-product is water. The batteries in these cars do not need to be recharged. However, there are many technical problems （ ウ ） as being limited to short distances and poor performance in cold weather. (h)These problems make it unlikely that these vehicles will be commercially available anytime soon.

As automotive technology evolves, (i)the price of eco-cars will drop, making them more affordable. The market for electric cars is expected to grow, (X)with one auto industry executive estimating that electric vehicles will make up more than 10 percent of the global market （ エ ） the near future. Another expert goes so far （ オ ） to predict that (j)electric-powered vehicles will soon replace gasoline-driven vehicles altogether.

(JoAnn Parochetti, Tsuyoshi Chiba, Yau-Sin Cheng, Akiko Homma, Hiromi Kinoshita, and Takamasa Fukuoka [編著者]. 2013. 『繁栄する日本』. 東京：南雲堂, pp.69－70.)

(注)　*buzz：騒ぎ，盛り上がり
　　　*fuel-efficient vehicle(s)：燃料効率の良い自動車
　　　*gas mileage：ガソリンの燃費効率
　　　*carbon emission(s)：炭素排出量
　　　*sport-utility vehicle(s)：スポーツ多目的車
　　　*plug-in hybrid(s)：コンセントから直接充電できるハイブリッド車
　　　*household electrical outlet：家庭用電気コンセント
　　　*breakthrough：大成果
　　　*greenhouse gas(es)：温室効果ガス
　　　*expressly：特別に

*accessible：利用できる

*gasoline station(s)：ガソリンスタンド

*fuel-cell car：燃料電池車

*by-product：副産物

問1　空欄（　ア　）～（　オ　）に入れるのに最も適したものを，それぞれ下の①～④のうちから一つずつ選べ。

空欄（　ア　）　　1

① over　　　　② from　　　　③ with　　　　④ as

空欄（　イ　）　　2

① many　　　　② all　　　　③ least　　　　④ that

空欄（　ウ　）　　3

① so　　　　② such　　　　③ with　　　　④ what

空欄（　エ　）　　4

① on　　　　② with　　　　③ up　　　　④ in

空欄（　オ　）　　5

① out　　　　② as　　　　③ in　　　　④ away

問2　下線部(a)～(j)の日本語訳として最も適切なものを，それぞれ下の①～④のうちから一つずつ選べ。

下線部(a)　　6

① 不思議なことに　　　　② 特に

③ 話は変わって　　　　④ 部分的に

下線部(b)　　7

① より自然な状態に近い　　② より環境との接点がある

③ より環境にやさしい　　④ より自然との接点がある

下線部(c)　　8

① 性能が良い　　② 便利な

③ 従来の　　④ 条件つきの

下線部(d)　　9

① 同様に　　② 逆に

③ 性能が良いために　　④ 良いものとして

下線部(e)　　10

① 長距離を走るためには，このような車はガソリンエンジンを使わない。

② より長距離を走るために，車というものは常にガソリンエンジンを使う。

③ 長距離用の車に限り，ガソリンエンジンのみを装備している。

④ より長距離を走るために，このような車はガソリンエンジンを装備している。

下線部(f)　　11

① 技術　　② 努力　　③ 効果　　④ 影響

下線部(g)　　12

① 疑いようもなく，劇的に

② 間違いなく，最終的には

③ 最終的には，もうこれ以上は

④ 疑いの余地もなく，一般的に

下線部(h)　13

① これらの問題が可能性を打ち消し，車がすぐに市販用として出回るようになるだろう。

② これらの問題により，燃料電池車がすぐに市販用として出回るだろう。

③ これらの問題により，電気を使わない車がすぐに市販用として出回る可能性は低い。

④ これらの問題のため，燃料電池車がすぐに市販用として出回ることは考えにくい。

下線部(i)　14

① エコカーの値段は下がるだろう。そしてそれは問題点を解決しやすくするだろう

② エコカーの値段は下がるだろう。そして彼ら消費者を喜ばすだろう

③ エコカーの値段は下がり，より買いやすいものになるだろう

④ エコカーの値段は下がり，より車の性能を良いものにするだろう

下線部(j)　15

① 電気自動車が間もなく，色々な点でガソリン車に地位を奪われるであろう

② 電気自動車が間もなく，ガソリン車に完全に取って代わるであろう

③ 電気自動車が間もなく，ガソリン車と多くの点で同じ地位を確立するであろう

④ 電気自動車が間もなく，ガソリン車と全く同数になるであろう

問3　二重下線部(A)<u>this problem</u> と (B)<u>this purpose</u> が指し示す内容として最も近いものを，それぞれ下の①～④のうちから一つずつ選べ。

二重下線部(A)<u>this problem</u>　　16

① Plug-in hybrids cannot go fairly long distances.

② It is difficult to combine technologies for plug-in hybrids.

③ It is difficult to design new gasoline engines.

④ Electric vehicles cannot go long distances.

二重下線部(B)<u>this purpose</u>　　17

① recharging the batteries of electric cars

② reducing carbon emissions

③ producing greenhouse gases

④ making electric cars more popular

問4　波線部(X)<u>with</u> の用法とは<u>異なる</u>用法の with を含む英文を，下の①～④のうちから一つ選べ。

波線部(X)<u>with</u>　　18

① The old man sat on the chair with his eyes closed.

② He got out of the car with the engine running.

③ He is always ready to help me with my homework.

④ Tom was walking slowly with his head down.

問5 次の［1］〜［7］のそれぞれについて，本文の内容に一致する場合は解答欄の①を，一致しない場合は②をマークせよ。

［1］自動車業界で，以前ほどエコカーのことが熱く語られることはなくなっている。　19

［2］ハイブリッド車はガソリンエンジンのみを使用する自動車に較べ，燃料効率が悪い。　20

［3］コンセントから直接充電できるハイブリッド車（plug-in hybrid）は，ガソリンを使うこともある。　21

［4］温室効果ガスを排出しない電気自動車には，特別な充電装置が必要だが，これがガソリンスタンドと同じほど一般的に普及することは考えにくい。　22

［5］燃料電池車（fuel-cell car）は，水素と酸素との化学反応で電気を生み出す。　23

［6］燃料電池車の排出する副産物は水のみである。　24

［7］ある自動車会社の重役によれば，近いうちに電気自動車は，世界市場において10％以上を占めてくることが予想される。　25

Ⅱ 次の問1～問10のそれぞれの英単語について，最も強く発音される音節の番号を一つずつ選べ。

問1　in-dus-try　　26
　　　① ② ③

問2　in-dus-tri-al　　27
　　　① ② ③ ④

問3　e-lec-tric　　28
　　　① ② ③

問4　e-lec-tric-i-ty　　29
　　　① ② ③ ④ ⑤

問5　en-vi-ron-ment　　30
　　　① ② ③ ④

問6　in-tro-duce　　31
　　　① ② ③

問7　in-tro-duc-tion　　32
　　　① ② ③ ④

問8　chal-lenge　　33
　　　① ②

問9　dis-tance　　34
　　　① ②

問10　ef-fort　　35
　　　① ②

Ⅲ 次の問1～問10のそれぞれの英単語の組について，二つの下線部の発音が同じなら解答欄の①を，異なるなら②を選べ。

問1 av<u>ai</u>lable / br<u>ea</u>k ☐ 36 ☐

問2 h<u>o</u>ld / m<u>o</u>del ☐ 37 ☐

問3 <u>u</u>tility / res<u>u</u>lt ☐ 38 ☐

問4 r<u>e</u>cently / pr<u>e</u>vious ☐ 39 ☐

問5 incl<u>u</u>de / b<u>u</u>ry ☐ 40 ☐

問6 c<u>o</u>ld / gl<u>o</u>bal ☐ 41 ☐

問7 p<u>ur</u>pose / w<u>or</u>d ☐ 42 ☐

問8 emi<u>ss</u>ion / po<u>ss</u>ess ☐ 43 ☐

問9 e<u>x</u>ecutive / e<u>x</u>ercise ☐ 44 ☐

問10 te<u>ch</u>nical / s<u>ch</u>olar ☐ 45 ☐

IV 次の問1〜問5において，空欄 46 〜 50 に入れるのに最も適した
ものを，それぞれ下の①〜④のうちから一つずつ選べ。

問1 It was getting dark, and 46 was worse, we couldn't find our
hotel.
① that ② what ③ which ④ but

問2 I am very fond of this park, 47 my father used to visit.
① what ② where ③ which ④ that

問3 This is the reason 48 he goes out on sunny days.
① how ② why ③ what ④ for

問4 Please speak more slowly 49 the children can understand you.
① because ② for ③ lest ④ so that

問5 50 the rain has stopped, the field will soon become dry again.
① Even if ② Now that ③ While ④ Though

V 次の問1〜問15において，空欄 51 〜 65 に入れるのに最も適した
ものを，それぞれ下の①〜④のうちから一つずつ選べ。

問1 You had better set this money 51 for future use.
① into ② in ③ aside ④ up

問2 Many people begin to run short 52 money toward the end of the
month.
① up ② at ③ of ④ for

問3 He took a plane to make up ___53___ the delay.
　　① at　　　　② on　　　　③ by　　　　④ for

問4 It is likely, though ___54___ no means certain, that he was born on
　　April 1st.
　　① by　　　　② for　　　　③ in　　　　④ that

問5 He revealed his intention to leave home ___55___ good, never to return.
　　① in　　　　② from　　　　③ for　　　　④ into

問6 The extremely cold weather kept the children ___56___ playing
　　outdoors.
　　① up　　　　② from　　　　③ into　　　　④ with

問7 When I was looking in a drawer, I came ___57___ an old photograph.
　　① off　　　　② across　　　　③ away　　　　④ out

問8 The new student gets ___58___ well with all the other students.
　　① beside　　② away　　　　③ in　　　　④ along

問9 Drop ___59___ and see us when you're next in Tokushima City.
　　① in　　　　② away　　　　③ out　　　　④ up

問10 All her friends were confident ___60___ her success in the music
　　competition.
　　① that　　　② out　　　　③ of　　　　④ to

問11 Don't worry about him. I'll see ___61___ it that he isn't late for the
　　party.
　　① with　　　② to　　　　③ for　　　　④ across

問12 He looked at the catalog and ordered several books 62 the publisher.

  ① from   ② to   ③ into   ④ up

問13 Those of us who have more than enough food to eat should be thankful 63 what we have.

  ① from   ② on   ③ over   ④ for

問14 When my younger brother took the entrance examination, I could hardly wait to hear how it turned 64 .

  ① out   ② after   ③ by   ④ for

問15 Some students didn't approve 65 the proposal, but they agreed to listen to the committee's argument.

  ① in   ② up   ③ to   ④ of

数 学

問 題　　　　　　26年度

[I]　次の空欄を埋めよ。

(1)　不等式 $10x^2 - 7x \geqq -1$ を満たす x の範囲は，$\dfrac{1}{\boxed{\text{ア}}}$ 以上，または

$\dfrac{1}{\boxed{\text{イ}}}$ 以下である。

(2)　$\dfrac{12n^2 - 5n + 88}{4n + 1}$ は n が $\boxed{\text{ウ}}$ ， $\boxed{\text{エ}}$ ， $\boxed{\text{オカ}}$ のとき

整数となる。ただし n は正の整数とする。

(3)　$\sin 195°$ を計算すると，$\dfrac{\sqrt{\boxed{\text{キ}}} - \sqrt{\boxed{\text{ク}}}}{\boxed{\text{ケ}}}$ である。

(4)　$\vec{a} = (3,\ 1)$, $\vec{b} = (x,\ 2)$ があり，$3\vec{a} + 2\vec{b}$ と $2\vec{a} - 3\vec{b}$ が平行になるのは
$x = \boxed{\text{コ}}$ のときである。

(5)　赤玉と白玉が合わせて 12 個入った袋があり，赤玉の方が白玉より多
い場合を考える。この袋から同時に 2 つの玉を取り出すとき，赤玉と白
玉がそれぞれ 1 個ずつ出る確率が $\dfrac{35}{66}$ であるという。

このとき，赤玉の個数は $\boxed{\text{サ}}$ 個である。

(6)　中心が O，半径が $\sqrt{5}$ の円周上の 2 点を P，Q とし，弦 PQ の中点を
M とする。$\angle \mathrm{POM} = \theta$ とおくとき，
線分 PQ の長さを θ を用いて表すと，$\boxed{\text{シ}} \sqrt{\boxed{\text{ス}}} \sin\theta$ である。
線分 OM の長さを θ を用いて表すと，$\sqrt{\boxed{\text{セ}}} \cos\theta$ である。
線分 PQ＋線分 OM の長さは，最大値 $\boxed{\text{ソ}}$ である。

(7) $n \geqq 3$ に対して

$$S_n = \sum_{k=3}^{n} \frac{1}{(k-2)k} = \frac{\boxed{タ}}{\boxed{チ}} - \frac{\boxed{ツ}\,n-1}{\boxed{テ}\,n(n-1)}$$ である。

徳島文理大学（薬）26年度 （15）

[Ⅱ] 次の空欄にあてはまる数字を答えよ。

ただし，以下の文章で，$[\alpha]$，$[\beta]$，$[\gamma]$ はそれぞれ実数 α，β，γ の整数部を表す。

$\log_2 6$ の近似値を求めることを考える。

まず，$\log_2 6 = x$ とすると，$2^x = 6$ である。ここで，$2^{\boxed{ア}} < 6 < 2^{\boxed{イ}}$ であるから，$\boxed{ア} < x < \boxed{イ}$ である。そこで，$x = \boxed{ア} + \dfrac{1}{\alpha}$ とおき，$2^x = 6$ に代入し整理すると，$\left(\dfrac{3}{2}\right)^{\alpha} = \boxed{ウ}$ となる。

ところが，$\left(\dfrac{3}{2}\right)^{\boxed{エ}} < \boxed{ウ} < \left(\dfrac{3}{2}\right)^{\boxed{オ}}$ であるから，

$\boxed{エ} < \alpha < \boxed{オ}$，すなわち，$[\alpha] = \boxed{カ}$ である。

そこで，$\alpha = \boxed{カ} + \dfrac{1}{\beta}$ とおき $\left(\dfrac{3}{2}\right)^{\alpha} = \boxed{ウ}$ に代入して同様に考えると $[\beta] = \boxed{キ}$ であることがわかり，

$\boxed{ウ} + \dfrac{\boxed{ク}}{\boxed{ケ}} < \log_2 6 < \boxed{ウ} + \dfrac{\boxed{コ}}{\boxed{サ}}$ の不等式を得る。

次いで，$\beta = [\beta] + \dfrac{1}{\gamma}$ とおき同様に考えると $[\gamma] = \boxed{シ}$ がわかり，

$\boxed{ウ} + \dfrac{\boxed{ス}}{\boxed{セ}} < \log_2 6 < \boxed{ウ} + \dfrac{\boxed{ソ}}{\boxed{タ}}$ が得られる。このような方法を繰り返すと，より高精度な $\log_2 6$ の近似値を求めることができる。

徳島文理大学（薬）26 年度 （16）

[Ⅲ] 次の空欄にあてはまる数字を答えよ。

a の有理式 $P(a)$，および実数 a，x が次の条件を満たしているとする。

(A) $0 < a < 4$

(B) (A)の範囲で $P(a) > 0$

(C) $-\sqrt{2}\,a < x < \dfrac{\sqrt{6}}{2}a$

これらの条件のもとで，関数 $f(x) = P(a)(x^2 - a^2)$ を定義する。
関数 $y = f(x)$ のグラフは頂点 A をもつが，その座標は
$\left(0,\ (\boxed{\ ア\ }a^2 + \boxed{\ イ\ }a + \boxed{\ ウ\ })P(a)\right)$ である。また，$f(x) < 0$ と
なる x の範囲は

$$-(\boxed{\ エ\ }a + \boxed{\ オ\ }) < x < \boxed{\ エ\ }a + \boxed{\ オ\ } \quad \cdots\cdots①$$

である。

関数 $y = f(x)$ のグラフで範囲①の部分を x 軸に関して対称に折り返す
ことによって，関数 $y = P(a)|x^2 - a^2|$ のグラフが得られる。このとき，
頂点 A は関数 $y = P(a)|x^2 - a^2|$ のグラフ上の点 A′ に移る。条件(C)のも
とで，点 A′ を通る傾き k の直線と関数 $y = P(a)|x^2 - a^2|$ のグラフが 2 つ
の共有点をもつのは

$$k = (a^{\boxed{\ カ\ }} + \boxed{\ キ\ })(P(a) + \boxed{\ ク\ }) \quad \cdots\cdots②$$

または

$$k = -(a^{\boxed{\ カ\ }} + \boxed{\ キ\ })(P(a) + \boxed{\ ク\ }) \quad \cdots\cdots③$$

のときに限られる。k の値が②のとき，共有点は点 A′ と
点 B $\left(-\boxed{\ ケ\ }a - \boxed{\ コ\ },\ (\boxed{\ サ\ }a^2 + \boxed{\ シ\ }a + \boxed{\ ス\ })P(a)\right)$
である。

また，k の値が③のとき，共有点は点 A′ と
点 C $\left(\boxed{\ ケ\ }a + \boxed{\ コ\ },\ (\boxed{\ サ\ }a^2 + \boxed{\ シ\ }a + \boxed{\ ス\ })P(a)\right)$
である。とくに $P(a) = \dfrac{1}{a^3}\{8 + 2(a-2)^2 - (a-2)^4\}$ とした場合，△A′BC
の面積 S は a の 4 次式となる。この式は，$b = (\boxed{\ セ\ }a + \boxed{\ ソタ\ })^{\boxed{\ チ\ }}$ と
おくと，b の 2 次式

$$S = \boxed{\ ツ\ }b^2 + \boxed{\ テ\ }b + \boxed{\ ト\ }$$

に書き換えられる。したがって，$a = \boxed{\text{ナ}}$，$\boxed{\text{ニ}}$

（ただし，$\boxed{\text{ナ}} < \boxed{\text{ニ}}$）のとき，面積 S は最大値 $\boxed{\text{ヌ}}$ をとる。

化 学

問題　　　　　　　　　26年度

必要があれば原子量は次の値を使うこと。

H　1.0　　C　12　　N　14　　O　16
S　32　　Cl 35.5　　Ca　40　　Ba　137

[I]　次の問1〜4に答えよ。

問1　原子の構造と性質に関する次の記述(a)〜(d)について，その内容の正しいものの組合せはどれか。下の(1)〜(6)のうちから一つ選べ。　□1□

(a)　^{13}C は中性子を7個もつ。

(b)　陽子と電子の質量比は，ほぼ1：1である。

(c)　Li，B，Fのうち，電子親和力の最も大きい元素はFである。

(d)　同じ周期にある遷移元素では，原子番号の増加に伴い，最外殻電子の数も多くなる。

(1)（a ， b）　(2)（a ， c）　(3)（a ， d）
(4)（b ， c）　(5)（b ， d）　(6)（c ， d）

問2　次の（1）〜（5）のうち，水素原子が最も多く含まれているものを一つ選べ。ただし，アボガドロ定数は6.0×10^{23}/mol とする。　　2

（1）　85.5 g の水酸化バリウム

（2）　6.0×10^{23} 個の水分子

（3）　0.75 mol の塩化水素

（4）　3 g のエタン

（5）　標準状態における 8.96 L のアンモニア

問3　窒素と酸素の混合気体が入った 1000 L の容器がある。その圧力は，27℃で 1.2×10^5 Pa であった。次の問（ア），（イ）に答えよ。ただし，気体はすべて理想気体とみなし，気体定数は $R = 8.3 \times 10^3$ Pa·L/(K·mol) とする。

（ア）　この混合気体のうち，窒素が 20 mol であれば，酸素は何 mol か。最も適切な値を次の（1）〜（6）のうちから一つ選べ。　　3

　　（1）　4.8　　　　　（2）　25　　　　　（3）　28
　　（4）　48　　　　　（5）　54　　　　　（6）　540

（イ）　この時の酸素の分圧は何 Pa か。最も適切な値を次の（1）〜（5）のうちから一つ選べ。　　4

　　（1）　1.2×10^4　　　（2）　2.4×10^4　　　（3）　4.8×10^4
　　（4）　6.3×10^4　　　（5）　7.0×10^4

問 4　溶液に関する次の記述（1）〜（5）について，その内容の正しいものを二つ選べ。ただし，解答の順序は問わない。　5 ，6

（1）　塩化ナトリウムを水に溶かしたとき，ナトリウムイオンと塩化物イオンは水和している。

（2）　ヨウ素は無極性分子なので，水にもヘキサンにもよく溶ける。

（3）　水にエタノールを溶かした溶液の沸点は100℃より高くなる。

（4）　気体の水への溶解度は，水の温度が高くなるほど大きくなる。

（5）　コロイド粒子が不規則に動く現象を，ブラウン運動という。

[Ⅱ] 次の問1～5に答えよ。

問1 pH に関する次の記述(1)～(5)のうち，正しいものを一つ選べ。

7

(1) 0.01 mol/L の硫酸の pH は，0.01 mol/L の硝酸の pH より大きい。

(2) 0.01 mol/L の酢酸水溶液の pH は，0.01 mol/L の硝酸の pH より小さい。

(3) 0.1 mol/L のアンモニア水の pH は，0.1 mol/L の水酸化カリウム水溶液の pH より大きい。

(4) pH 4 の塩酸を純水で 10000 倍薄めると，溶液の pH は 8 になる。

(5) pH 12 の水酸化ナトリウム水溶液を純水で 10 倍に薄めると，溶液の pH は 11 になる。

問2 水の状態変化に関する次の記述(1)～(5)のうち，正しいものを二つ選べ。ただし，解答の順序は問わない。 8 ， 9

(1) 1 mol の H_2O(固)が H_2O(液)になるときに放出する熱量を融解熱という。

(2) 1 mol の H_2O(液)が H_2O(気)になるときに吸収する熱量を蒸発熱という。

(3) 1 mol の H_2O(気)の生成熱は，1 mol の H_2O(液)の生成熱より大きい。

(4) 1 mol の H_2O(液)の生成熱は，1.013×10^5 Pa，25℃において，1 mol の H_2 が燃焼して H_2O(液)が生じるときの燃焼熱に等しい。

(5) 1 mol の H_2O(気)の生成熱は，1.013×10^5 Pa，25℃において，1 mol の水素が燃焼して H_2O(液)が生じるときの燃焼熱と 1 mol の H_2O(液)の蒸発熱との和に等しい。

問3 次の化学反応式中の下線部の物質が還元剤として作用しているものの組合せはどれか。下の（1）～（6）のうちから一つ選べ。 10

（a） $2FeCl_2 + \underline{Cl_2} \longrightarrow 2FeCl_3$

（b） $2\underline{KI} + Br_2 \longrightarrow 2KBr + I_2$

（c） $\underline{SO_2} + 2H_2S \longrightarrow 2H_2O + 3S$

（d） $\underline{Cu} + 4HNO_3(濃) \longrightarrow Cu(NO_3)_2 + 2H_2O + 2NO_2$

（1）（a , b） （2）（a , c） （3）（a , d）
（4）（b , c） （5）（b , d） （6）（c , d）

問4 少量の酸化マンガン（Ⅳ）MnO_2 に，過酸化水素 H_2O_2 水溶液を加えると，次式に表される分解反応が起こる。

$$2H_2O_2 \longrightarrow 2H_2O + O_2$$

分解反応により発生した酸素 O_2 を水上置換で捕集して体積を求め，その値から H_2O_2 分解速度 $v〔mol/(L·s)〕$ を求めたところ，表1に示す結果が得られた。この反応の反応速度定数 $k〔s^{-1}〕$ の値として最も適切なものはどれか。下の（1）～（5）のうちから一つ選べ。 11

表1　過酸化水素のモル濃度と分解反応の速度（20℃）

経過時間〔s〕	$[H_2O_2]$〔mol/L〕	平均$[H_2O_2]$〔mol/L〕	分解速度 v〔mol/(L·s)〕
0	0.95		
		0.85	$3.3×10^{-3}$
60	0.75		
		0.67	$2.6×10^{-3}$
120	0.59		
		0.53	$2.1×10^{-3}$
180	0.47		

（1）　$4.3×10^{-4}$　　（2）　$1.1×10^{-3}$　　（3）　$2.8×10^{-3}$

（4）　$3.9×10^{-3}$　　（5）　$6.9×10^{-3}$

問5　二酸化窒素 NO_2 と四酸化二窒素 N_2O_4 は次のような平衡状態にある。

$$2NO_2（気） \rightleftharpoons N_2O_4（気）$$

　この混合気体を容器の中に入れ，加熱して温度を高くすると，赤褐色が濃くなり，冷却すると赤褐色が薄くなった。この反応に関する次の記述（1）〜（6）のうち最も適切なものを一つ選べ。　12

（1）　正反応は吸熱反応で，平衡定数は温度が高くなるほど大きくなる。

（2）　正反応は吸熱反応で，平衡定数は温度が高くなるほど小さくなる。

（3）　正反応は吸熱反応で，平衡定数は温度が高くなっても変化しない。

（4）　正反応は発熱反応で，平衡定数は温度が高くなるほど大きくなる。

（5）　正反応は発熱反応で，平衡定数は温度が高くなるほど小さくなる。

（6）　正反応は発熱反応で，平衡定数は温度が高くなっても変化しない。

徳島文理大学（薬）26 年度　(24)

[Ⅲ]　次の問 1 ～ 4 に答えよ。

問 1　元素に関する下の問(ア)～(エ)に答えよ。

(ア)　第 3 周期元素のうち，イオン化エネルギーが最も小さい元素と最も大きい元素はどれか。次の(1)～(8)のうちからそれぞれ一つずつ選べ。

　　　最も小さいもの　　13　，最も大きいもの　　14

　　　(1)　アルゴン　　　(2)　アルミニウム　　(3)　硫黄
　　　(4)　塩素　　　　　(5)　ケイ素　　　　　(6)　ナトリウム
　　　(7)　マグネシウム　(8)　リン

(イ)　単体が常温常圧で気体であり，乾燥空気の体積の約 21 ％ を占めている。この分子を構成する元素 X として正しいものはどれか。次の(1)～(8)のうちから一つ選べ。　15

　　　(1)　H　　　(2)　He　　　(3)　N　　　(4)　O
　　　(5)　F　　　(6)　Ne　　　(7)　Cl　　　(8)　Ar

(ウ)　元素 Y は常温常圧で固体であるが，その水素化物は火山ガスや鉱泉などに含まれる有毒ガスである。このガスを硫酸銅(Ⅱ)水溶液に通じるとどうなるか。正しいものを次の(1)～(6)のうちから一つ選べ。
　　　　　　　　　　　　　　　　　　　　　　　　　　　　　16

　　　(1)　黒色の沈殿が生じる　　　　(2)　青白色の沈殿が生じる
　　　(3)　白色の沈殿が生じる　　　　(4)　赤褐色の沈殿が生じる
　　　(5)　濃青色の溶液になる　　　　(6)　緑色の溶液になる

(エ)　元素Zの同素体のひとつは，強い毒性をもち，乾燥空気中で自然発火して酸化物を生じる。この酸化物は白色結晶で，吸湿性が強く乾燥剤として用いられている。また，この酸化物に水を加えて加熱すると三価の酸となる。下線部の酸化物は何か。正しいものを次の(1)～(6)のうちから一つ選べ。　17

(1)　Na_2O 　　　　(2)　MgO 　　　　(3)　Al_2O_3

(4)　CO_2 　　　　(5)　P_4O_{10} 　　　　(6)　SO_3

問2　金属イオンに関する次の記述の中の水溶液(ア)～(ウ)に含まれるイオンとして最も適切なものを，下の(1)～(8)からそれぞれ一つずつ選べ。ただし，同じ番号を繰り返し選んでも良い。

(a)　水溶液(ア)の炎色反応は黄緑～緑色であった。また，水溶液(ア)に希硫酸を加えると白色の沈殿が生じた。　18

(b)　水溶液(イ)に二酸化炭素を通じると白色の沈殿が生じた。この沈殿に希塩酸を加えると，無色の溶液になった。また，水溶液(イ)の炎色反応は橙赤色であった。　19

(c)　水溶液(ウ)に希塩酸を加えると白色の沈殿が生じた。その後加熱すると，沈殿は溶け無色の溶液となった。また，水溶液(ウ)にアンモニア水を加えると白色の沈殿が生じた。ここに過剰のアンモニア水を加えても変化はなかった。　20

(1)　Al^{3+} 　　(2)　Ba^{2+} 　　(3)　Pb^{2+} 　　(4)　Ag^+

(5)　K^+ 　　(6)　Mg^{2+} 　　(7)　Cu^{2+} 　　(8)　Ca^{2+}

問3 次の(ア)〜(ウ)の気体の性質として正しいものを，下の(1)〜(6)から
それぞれ一つずつ選べ。

(ア) 二酸化炭素   **21**   (イ) 一酸化炭素   **22**

(ウ) 塩化水素   **23**

(1) ヨウ化カリウムデンプン紙を紫色に変える。

(2) 濃褐色で，温度を下げると淡褐色になる。

(3) 酵母によるグルコースのアルコール発酵で発生する。

(4) 酢酸鉛(Ⅱ)紙を黒色に変える。

(5) アンモニアと接すると白煙が生じる。

(6) ギ酸を濃硫酸と加熱すると得られる。

問4 高分子化合物に関する次の記述(a)〜(d)について，その内容の正しい
ものの組合せはどれか。下の(1)〜(6)から一つ選べ。   **24**

(a) ポリ塩化ビニルは，燃焼すると塩化水素を発生する。

(b) セルロースは，分子構造中に窒素原子を含む。

(c) ポリビニルアルコールは，水溶性で繊維の原料となる。

(d) 6-ナイロンは天然高分子で，分子間水素結合を形成している。

(1) (a , b)   (2) (a , c)   (3) (a , d)

(4) (b , c)   (5) (b , d)   (6) (c , d)

[Ⅳ] 次の問1～5に答えよ。

問1 次の記述に関する下の問(ア),(イ)に答えよ。

　　化合物(A)は炭素,水素,酸素のみからなる化合物である。化合物(A)58 mg を完全燃焼させたところ二酸化炭素132 mg と水54 mg が生成した。また化合物(A)を水酸化ナトリウム水溶液と加熱し,冷却後酸性にしたところ,化合物(B)と(C)がそれぞれ得られた。化合物(C)を酸化すると化合物(B)が得られた。

(ア) 化合物(A)の組成式として正しいものを次の(1)～(9)のうちから一つ選べ。 25

(1) C_2H_4O　　(2) C_2H_6O　　(3) C_3H_4O

(4) C_3H_6O　　(5) C_3H_8O　　(6) C_4H_4O

(7) C_4H_6O　　(8) C_4H_8O　　(9) $C_4H_{10}O$

(イ) 化合物(A)にあてはまるものを次の(1)～(6)のうちから一つ選べ。 26

(1) $CH_3-CH-COO-CH_2-CH_2-CH_3$
　　　　　　　$|$
　　　　　　　CH_3

(2) $CH_3-COO-CH-CH_3$
　　　　　　　　　$|$
　　　　　　　　　CH_3

(3) $CH_3-COO-CH_2-CH_2-CH_3$

(4) $CH_3-CH_2-COO-CH-CH_3$
　　　　　　　　　　　$|$
　　　　　　　　　　　CH_3

(5) $CH_3-CH_2-COO-CH_2-CH_2-CH_3$

(6) $CH_3-COO-CH_2-CH_3$

問2 安息香酸，アニリン，フェノール，ナフタレンを溶かしたエーテル溶液に，図に示す操作を行った。これに関する下の問（ア）〜（ウ）に答えよ。

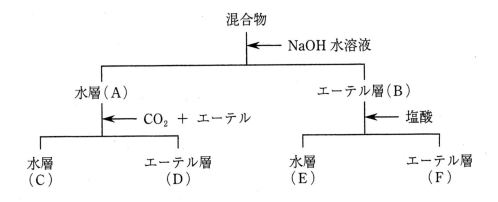

（ア） 上の操作に関する次の記述（1）〜（6）のうちから正しいものを二つ選べ。ただし，解答の順序は問わない。 27 , 28

（1） 水層（A）には安息香酸のナトリウム塩のみが含まれる。
（2） エーテル層（B）にはアニリンのみが含まれる。
（3） 水層（C）には安息香酸のナトリウム塩のみが含まれる。
（4） エーテル層（D）にはフェノールのナトリウム塩のみが含まれる。
（5） 水層（E）にはアニリンの塩酸塩のみが含まれる。
（6） エーテル層（F）には何も含まれていない。

（イ） ナフタレンに関する次の記述（1）〜（5）のうちから正しいものを一つ選べ。 29

（1） ナフタレンはアントラセンより分子量が大きい。
（2） ナフタレンを酸化すると安息香酸を生じる。
（3） ナフタレンは水に溶けやすい。
（4） ナフタレンは昇華しやすい。
（5） ナフタレンは常温で液体である。

（ウ）　アニリンに関する次の記述（1）～（5）のうちから正しいものを一つ
選べ。　30

（1）　ニトロベンゼンの酸化によって得られる。
（2）　アニリンを無水酢酸と反応させるとアセトアニリドが生じる。
（3）　アニリンを硝酸と反応させるとジアゾニウム塩が生じる。
（4）　アニリンの分子量は 92 である。
（5）　アニリンをさらし粉水溶液に加えると白色沈殿を生じる。

問3　異性体に関する次の記述（1）～（5）のうちから正しいものを一つ選べ。
31

（1）　分子式が C_3H_8O で表されるものの異性体は全部で 2 つある。
（2）　分子式が C_4H_{10} で表されるものの異性体は全部で 2 つある。
（3）　分子式が C_5H_{12} で表されるものの異性体は全部で 2 つある。
（4）　分子式が $C_3H_6Cl_2$ で表されるものの異性体は全部で 2 つある。
（5）　キシレンの異性体は全部で 2 つある。

問4 糖に関する次の記述(a)～(e)のうち正しいものの組合せはどれか。下の(1)～(0)のうちから一つ選べ。32

(a) グルコースは水溶液中では α-グルコースとしてのみ存在している。
(b) グルコースの水溶液はフェーリング液を還元する。
(c) マルトースを加水分解するとグルコースのみが得られる。
(d) スクロースの水溶液はフェーリング液を還元する。
(e) スクロースを加水分解するとグルコースのみが得られる。

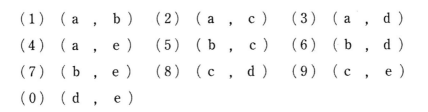

問5 タンパク質に関する次の記述(a)～(d)のうち正しいものの組合せはどれか。下の(1)～(6)のうちから一つ選べ。33

(a) すべてのタンパク質はニンヒドリン水溶液を加え、煮沸してから冷却すると、白色沈殿が生じる。
(b) すべてのタンパク質は濃硝酸を加えて加熱し、冷却してからアンモニア水を加えて塩基性にすると、橙黄色になる。
(c) 硫黄を含むタンパク質に水酸化ナトリウム水溶液を加えて加熱し、酢酸で中和した後に酢酸鉛(Ⅱ)水溶液を加えると、黒色沈殿が生じる。
(d) タンパク質の水溶液に水酸化ナトリウム水溶液を加え、次に硫酸銅(Ⅱ)水溶液を加えると赤紫色になる。

(1) (a , b)   (2) (a , c)   (3) (a , d)
(4) (b , c)   (5) (b , d)   (6) (c , d)

英　語

解答　26年度

Ⅰ　[解答]

問1 (ア)③　(イ)②　(ウ)②　(エ)④　(オ)②
問2 (a)②　(b)③　(c)③　(d)①　(e)④
　　(f)②　(g)②　(h)④　(i)③　(j)②
問3 (A)④　(B)①
問4 ③
問5 [1]②　[2]②　[3]①　[4]②　[5]①
　　[6]①　[7]①

[出題者が求めたポイント]

問1 (ア) be equipped with ～：～が装備されている
　　　　(equip A with B：AをBに装備する、の受動態)
　　(イ) no ～ at all：まったく～でない
　　(ウ) such as ～：～のような(＝ like ～)
　　(エ) in the (near) future：(近い)将来に
　　(オ) go so far as to V：Vしさえする
問4 with OC：OがCの状態で(付帯状況)
　　③のみ help 人 with 事：人の事を手伝う
問5 [1] 第1段落第1文に矛盾。
　　[2] 第2段落第3文に矛盾。
　　[3] 下線部(e)に合致。
　　[4] 第4段落最終文に矛盾。
　　[5] 第5段落第2文に合致。
　　[6] 第5段落第3文に合致。
　　[7] 最終段落第2文に合致。

[全訳]

　自動車業界の今日の騒ぎは、新しいエコカー、(a)特に電気自動車の技術開発に関するものばかりである。もちろんその目標は、(b)より環境にやさしい、今まで以上に燃料効率の良い自動車を作ることである。

　エコカーの草分けはトヨタ自動車で、1997年にはハイブリッド車のプリウスを発表している。ハイブリッド車(HV車)には、ガソリンエンジンと電池の両方が装備されている。その結果生まれた車は、(c)従来の自動車よりもガソリンの燃費効率に優れ、炭素排出量を低くして長距離を走ることが可能である。今日、この種のハイブリッド技術は、多くのメーカーのさまざまなモデルで広く利用可能であり、セダン、スポーツカー、スポーツ多目的車(SUV車)と多岐に渡る。他の種類のエコカーも、最近になって、(d)同様に市場に出回り始め、コンセントから直接充電できるハイブリッド車や電気自動車(EV車)などがある。

　最近のエコカーの課題の1つは、相当長い距離を走れる車を作ることである。コンセントから直接充電できるハイブリッド車は、さまざまなテクノロジーを組み合わせて、(A)この問題を克服している。短距離を走るためには、このような車は電池式の小型電気モーターで走る。(e)より長距離を走るために、このような車は

ガソリンエンジンを装備している。さらに、車を走らせる電池は、どんな普通の家庭用電気コンセントからも充電できる。

　自動車は炭素排出量の最大の原因の1つである。したがって、電気自動車は炭素排出量を減らす(f)努力における現実の大成果なのである。実際、電気自動車は電池で走るので、温室効果ガスをまったく排出しない。しかし、電池を再充電するためには、電気自動車は(B)この目的のために特別に作られた装置に接続する必要がある。電気自動車の人気が上がるにつれ、こうした再充電装置は(g)間違いなく、最終的には今日のガソリンスタンドと同じくらい幅広く利用できるようになるだろう。

　炭素排出量ゼロの車の他の種類には、燃料電池車がある。燃料電池の場合は、水素と酸素の化学反応で電気が生まれ、副産物は水だけである。こうした車の電池は再充電する必要がない。しかし、短距離に限られている、寒い日には性能が低下する、など多くの技術的問題を抱えている。(h)これらの問題のため、燃料電池車がすぐに市販用として出回ることは考えにくい。

　自動車技術が進化するにつれて、(i)エコカーの値段は下がり、より買いやすいものになるだろう。電気自動車の市場は拡大が見込まれており、ある自動車会社の重役の推定によれば、近い将来、電気自動車は世界市場の10％以上を占めるようになるだろう。別の専門家は、(j)電気自動車が間もなく、ガソリン車に完全に取って代わるであろう、とまで予測している。

Ⅱ　[解答]

問1①　問2②　問3②　問4③　問5②
問6③　問7③　問8①　問9①　問10①

[出題者が求めたポイント]

　原則として、-ity, -tion, -ic(s)は直前にアクセント、-alは2つ前にアクセント。

Ⅲ　[解答]

問1①　問2②　問3②　問4①　問5②
問6①　問7①　問8①　問9②　問10①

[出題者が求めたポイント]

　短母音・長母音・二重母音の違いが狙われやすい。間違えたものは必ず辞書で発音記号を確認しておくこと。

Ⅳ　[解答]

問1②　問2③　問3②　問4④　問5②

[出題者が求めたポイント]

問1. what was worse：さらに悪いことには(＝ to make matters worse)

問2. visit は他動詞なので、関係詞目的格の which。非制限用法(カンマがある用法)なので that は不可。また、先行詞が場所だからといって無条件に where にしないこと(関係副詞の後ろは完全文)。

問3. the reason why SV ： S が V する理由
  cf. the reason for 〜 ： 〜の理由(for は前置詞)

問4. so that S can V ： S が V できるように

問5. Now (that) SV ： S が V するので(= Because SV)

Ⅴ [解答]

問1 ③ 問2 ③ 問3 ④ 問4 ① 問5 ③
問6 ② 問7 ② 問8 ④ 問9 ① 問10 ③
問11 ② 問12 ① 問13 ④ 問14 ① 問15 ④

[出題者が求めたポイント]

問1. set [put] 〜 aside ： 〜を貯めておく(= save)

問2. run short of 〜 ： 〜が不足する
    cf. run out of 〜 ： 〜が完全になくなる

問3. make up for 〜 ： 〜を補う、〜を埋め合わせる(= compensate for 〜)

問4. by no means 〜 ： 全く〜ではない(= far from 〜 / not 〜 at all)

問5. for good ： 永遠に(= for ever / eternally / permanently)

問6. keep [stop / prevent] A from Ving ： A が V するのを妨げる、A に V させない

問7. come across 〜 ： (物・場所)を偶然見つける

問8. get along [on] (well) with 〜 ： 〜とうまくやっていく

問9. drop in (on 場所 / at 人) ： (場所・人を)ふらっと訪れる

問10. be confident of [about] 〜 ： 〜に関して自信がある
    cf ： be confident (that) SV ： S が V することに自信がある

問11. see (to it) that SV ： S が V するように取り計らう(= make sure that 〜)

問12. order 物 from 店 ： 物を店に注文する
    日本語の「に」に釣られて to にしないこと。

問13. be thankful (to 人) for 事 ： (人に)事に関して感謝する

問14. how it turned out ： 結局それがどうなったのか
    (turn out 〜 ： 〜という結果になる)

問15. approve of 〜 ： 〜を承認する、〜を良いと思う

徳島文理大学（薬） 26年度 (33)

数　学

解答　26年度

Ⅰ 〔解答〕

(1)

ア	イ
2	5

(2)

ウ	エ	オ	カ
1	2	1	1

(3)

キ	ク	ケ
2	6	4

(4)

コ
6

(5)

サ
7

(6)

シ	ス	セ	ソ
2	5	5	5

(7)

タ	チ	ツ	テ
3	4	2	2

〔出題者が求めたポイント〕

(1) （数学Ⅰ・2次不等式）

(2) （数学Ⅰ・式の計算）

$m+\dfrac{k}{4n+1}$ の形にすると, $4n+1$ は k の約数で 4で割ると1余る。

(3) （数学Ⅱ・三角関数）

$\sin(180°+\theta)=-\sin\theta$

$\sin(\alpha-\beta)=\sin\alpha\cos\beta-\sin\beta\cos\alpha$

(4) （数学B・ベクトル）

$\vec{c}\,/\!/\,\vec{d}$ のとき, $\vec{c}=k\vec{d}$

(5) （数学A・確率）

全体の場合の数は ${}_{12}C_2$, 赤玉の個数を n として, 赤玉1個, 白玉1個の場合の数を調べる。

(6) （数学Ⅰ・三角比, 数学Ⅱ・三角関数）

$\triangle OPM\equiv\triangle OQM$ より $OM\perp PQ$

$PM=OP\sin\angle POM$, $OM=OP\cos\angle POM$

$r=\sqrt{a^2+b^2}$, $\dfrac{a}{r}=\cos\alpha$, $\dfrac{b}{r}=\sin\alpha$ のとき,

$a\sin\theta+b\cos\theta=r\sin(\theta+\alpha)$

(7) （数学B・数列）

$\dfrac{1}{(k-2)k}=\dfrac{1}{2}\left(\dfrac{1}{k-2}-\dfrac{1}{k}\right)$

を利用する。$k=1, 2, \cdots, n$ として加える。

〔解答のプロセス〕

(1) $10x^2-7x+1\geqq0$ より $(5x-1)(2x-1)\geqq0$

従って, $x\leqq\dfrac{1}{5}$, $\dfrac{1}{2}\leqq x$

(2) $\dfrac{12n^2-5n+88}{4n+1}=3n-2+\dfrac{90}{4n+1}$

$4n+1$ は, 90の約数。90の約数は,

1, 2, 3, 5, 6, 9, 10, 15, 18, 30, 45, 90

で5以上, 4で割って1余るのは, 5, 9, 45

$4n+1=5, 4n+1=9, 4n+1=45$ より

$n=1, 2, 11$

(3) $\sin195°=-\sin15°=-\sin(45°-30°)$

$-\sin15°=-\dfrac{1}{\sqrt{2}}\dfrac{\sqrt{3}}{2}+\dfrac{1}{2}\dfrac{1}{\sqrt{2}}=\dfrac{\sqrt{2}-\sqrt{6}}{4}$

(4) $3\vec{a}+2\vec{b}=(9+2x, 7)$

$2\vec{a}-3\vec{b}=(6-3x, -4)$

$3\vec{a}+2\vec{b}/\!/2\vec{a}-3\vec{b}$ より $k(3\vec{a}+2\vec{b})=2\vec{a}-3\vec{b}$

$k(9+2x)=6-3x, 7k=-4$

よって, $k=-\dfrac{4}{7}$, $-\dfrac{4}{7}(9+2x)=6-3x$

$\dfrac{13}{7}x=\dfrac{78}{7}$ より $x=6$

(5) 赤玉の個数を n 個とすると, 白玉は $12-n$ 個

全体の場合の数は, ${}_{12}C_2=66$

赤玉1個, 白玉1個の場合の数は, $n(12-n)$

$\dfrac{n(12-n)}{66}=\dfrac{35}{66}$ より $n^2-12n+35=0$

$(n-5)(n-7)=0$ $n=5, 7$

$n>12-n$ より $n=7$

(6) $\triangle OPM\equiv\triangle OQM(\because$三辺が等しい$)$ より

$\angle OMP=\angle OMQ=\angle R$（直角）

$PM=\sqrt{5}\sin\theta$, $QM=PM$

$PQ=2\sqrt{5}\sin\theta$, $OM=\sqrt{5}\cos\theta$

$\sqrt{20+5}=5$, $\dfrac{2\sqrt{5}}{5}=\cos\alpha$, $\dfrac{\sqrt{5}}{5}=\sin\alpha$ とする。

$PQ+OM=2\sqrt{5}\sin\theta+\sqrt{5}\cos\theta$

$=5\sin(\theta+\alpha)$

従って, 最大値は, 5

(7) $\dfrac{1}{(k-2)k}=\dfrac{1}{2}\left(\dfrac{1}{k-2}-\dfrac{1}{k}\right)$

$\displaystyle\sum_{k=3}^{n}\dfrac{1}{(k-2)k}=\dfrac{1}{2}\left\{\left(\dfrac{1}{1}-\dfrac{1}{3}\right)+\left(\dfrac{1}{2}-\dfrac{1}{4}\right)+\left(\dfrac{1}{3}-\dfrac{1}{5}\right)\right.$

$\left.+\cdots+\left(\dfrac{1}{n-3}-\dfrac{1}{n-1}\right)\left(\dfrac{1}{n-2}-\dfrac{1}{n}\right)\right\}$

$=\dfrac{1}{2}\left(1+\dfrac{1}{2}-\dfrac{1}{n-1}-\dfrac{1}{n}\right)=\dfrac{3}{4}-\dfrac{2n-1}{2n(n-1)}$

Ⅱ 〔解答〕

ア	イ	ウ	エ	オ	カ	キ	ク	ケ	コ	サ
2	3	2	1	2	1	1	1	2	2	3

シ	ス	セ	ソ	タ
2	4	7	3	5

〔出題者が求めたポイント〕

（数学Ⅱ・指数対数関数, 数学Ⅰ・不等式）

文章を読んで題意沿って考えていく。

〔解答のプロセス〕

$\log_2 6=x \iff 2^x=6$

$2^2<6<2^3$ より $2<x<3$,

$x=2+\dfrac{1}{\alpha}$ とすると, $2^{2+\frac{1}{\alpha}}=6$ より $4\cdot2^{\frac{1}{\alpha}}=6$

$2^{\frac{1}{\alpha}}=\dfrac{3}{2}$ より $\left(\dfrac{3}{2}\right)^{\alpha}=2$

$\left(\dfrac{3}{2}\right)^1<2<\left(\dfrac{3}{2}\right)^2$ より $1<\alpha<2$, $[\alpha]=1$

$\alpha=1+\dfrac{1}{\beta}$ とすると, $\left(\dfrac{3}{2}\right)^{1+\frac{1}{\beta}}=2$ より

$$\frac{3}{2}\left(\frac{3}{2}\right)^{\frac{1}{\beta}}=2$$

$$\left(\frac{3}{2}\right)^{\frac{1}{\beta}}=\frac{4}{3}\quad\text{より}\quad\left(\frac{4}{3}\right)^{\beta}=\frac{3}{2}$$

$$\left(\frac{4}{3}\right)^{1}<\frac{3}{2}<\left(\frac{4}{3}\right)^{2}\quad\text{より}\quad 1<\beta<2,\ [\beta]=1$$

$$1+\frac{1}{2}<\alpha<1+\frac{1}{1}\quad\text{より}\quad\frac{3}{2}<\alpha<2$$

$$\text{従って},\ 2+\frac{1}{2}<\log_{2}6<2+\frac{2}{3}$$

$$\beta=1+\frac{1}{\gamma}\text{とすると},\ \left(\frac{4}{3}\right)^{1+\frac{1}{\gamma}}=\frac{3}{2},\ \frac{4}{3}\left(\frac{4}{3}\right)^{\frac{1}{\gamma}}=\frac{3}{2}$$

$$\left(\frac{4}{3}\right)^{\frac{1}{\gamma}}=\frac{9}{8}\quad\text{より}\quad\left(\frac{9}{8}\right)^{\gamma}=\frac{4}{3}$$

$$\left(\frac{9}{8}\right)^{2}<\frac{4}{3}<\left(\frac{9}{8}\right)^{3}\quad\text{より}\quad 2<\gamma<3,\ [\gamma]=2$$

$$1+\frac{1}{3}<\beta<1+\frac{1}{2}\quad\text{より}\quad\frac{4}{3}<\beta<\frac{3}{2}$$

$$1+\frac{2}{3}<\alpha<1+\frac{3}{4}\quad\text{より}\quad\frac{5}{3}<\alpha<\frac{7}{4}$$

$$\text{従って},\ 2+\frac{4}{7}<\log_{2}6<2+\frac{3}{5}$$

Ⅲ〔解答〕

ア	イ	ウ	エ	オ	カ	キ	ク	ケ	コ	サ	シ	ス
−	0	0	1	0	1	0	0	1	0	0	0	0

セ	ソ	タ	チ	ツ	テ	ト	ナ	ニ	ヌ
1	−	2	2	−	2	8	1	3	9

〔出題者が求めたポイント〕

（数学Ⅰ・2次関数, 数学Ⅱ・図形と方程式）

$f(x)=a(x-p)^{2}+q$の頂点は$(p,\ q)$

直線と関数 $y=|f(x)|$のグラフの2つの共有点は,

点A', $y=f(x)$とx軸の交点である。

文章をよく読んで, 題意に沿って考えていく。

〔解答のプロセス〕

$f(x)=\mathrm{P}(a)x^{2}-a^{2}\mathrm{P}(a)$

頂点$A(0,\ -a^{2}\mathrm{P}(a))$

$\mathrm{P}(a)(x^{2}-a^{2})<0$ より $(x+a)(x-a)<0$

従って, $-a<x<a$

$f(x)=0$ のときは, $x=-a,\ a$

$A'(0,\ a^{2}\mathrm{P}(a))$

点A'を通る直線と関数$y=|f(x)|$のグラフが2つの共有点をもつもう1つの共有点は, $y=f(x)$とx軸の交点。

$B(-a,\ 0),\ C(a,\ 0)$

$A',\ B$のとき, $k=\dfrac{a^{2}\mathrm{P}(a)-0}{0-(-a)}=a\mathrm{P}(a)$

$A',\ C$のとき, $k=\dfrac{0-a^{2}\mathrm{P}(a)}{a-0}=-a\mathrm{P}(a)$

$\triangle A'BC$の面積, $\dfrac{1}{2}\{a-(-a)\}a^{2}\mathrm{P}(a)=a^{3}\mathrm{P}(a)$

$$S=a^{3}\frac{1}{a^{3}}\{8+2(a-2)^{2}-(a-2)^{4}\}$$

$$\quad=-(a-2)^{4}+2(a-2)^{2}+8$$

$b=(a-2)^{2}$とおくと,

$$S=-b^{2}+2b+8=-(b-1)^{2}+9$$

$(a-2)^{2}=1$ より $a-2=\pm1$

$a=1,\ 3$のとき, Sは最大値9をとる。

化 学

解答　26年度

I [解答]
(1)②　(2)②　(3)③　(4)⑤
(5)(6)①⑤((5)(6)は順不同)

[出題者が求めたポイント]　原子構造，物質量，気体の状態方程式，溶液に関する基本的な問題

[解答のヒント]
問1. (1) (a)：正：$^{13}_{6}C$の原子番号(=陽子数)は6なので，(中性子数)=(質量数13)－(陽子数6)=7

(b)：誤：電子は陽子の1840分の1の質量。

(c)：正：電子親和力が大きい原子は，陰イオンになりやすい。$F + e^- → F^- + (電子親和力)$

(d)：誤：原子番号の増加に伴い，内側の軌道の電子が増加することが多い。最外殻電子が同じだと，似た性質を示す。
$$_{26}Fe：K(2)L(8)M(14)N(2)$$
$$_{27}Co：K(2)L(8)M(15)N(2)$$
$$_{28}Ni：K(2)L(8)M(16)N(2)$$

(a),(c)が正しい。

問2. (2) $N_A = 6.0 × 10^{23}$とする。

(1) $Ba(OH)_2$(式量171)：1molには2molのHがある。
Hは　$(85.5/171) × 2 × N_A = 1N_A$

(2) H_2：1molには2molのHがある。Hは$2N_A$

(3) HCl：1molには1molのHがある。よって$0.75N_A$

(4) C_2H_6(分子量30)：1molには6molのHがある。
Hは　$(3/30) × 6 × N_A = 0.6N_A$

(5) NH_3：1molには3molのHがある。
Hは　$(8.96/22.4) × 3 × N_A = 1.2N_A$
よって，(2)が最も多い。

問3. (ア) (3)全体をn(mol)とする。
$$(1.2 × 10^5)(1000) = n(8.3 × 10^3)(27 + 273)$$
$$n = 48.19(mol)$$
O_2は，$48.19 - 20 = 28.19 ≒ 28(mol)$

(イ) (4) $(1.2 × 10^5) × (28/48) = 7.0 × 10^4(Pa)$

問4. (5)(6)(1)：正：Na^+とCl^-は水和している。

(2)：誤：無極性分子のヨウ素は水に溶けにくい。

(3)：誤：非揮発性物質を水に溶かすと沸点上昇がおこる。エタノールは揮発性で水と共沸するので，沸点は100℃より低い。

(4)：誤：気体の溶解度は温度が高いほど小さい。

(5)：正：

II [解答]
(7)⑤　(8)(9)②④((8)(9)は順不同)
(10)⑤　(11)④　(12)⑤

[出題者が求めたポイント]　pH，反応熱，酸化還元，反応速度，平衡移動に関する基本的な集合問題

[解答のヒント]
問1. (7)(1)：誤：$H_2SO_4 → 2H^+ + SO_4^{2-}$

$$HCl → H^+ + Cl^-$$
同じ濃度なら2価のH_2SO_4の方が〔H^+〕は大きい。従ってpHは小さい。

(2)：誤：CH_3COOHは弱酸，HNO_3は強酸なので，同じ濃度ならCH_3COOHの方が〔H^+〕は小さい。pHは大きい。

(3)：誤：NH_3は弱塩基，KOHは強塩基なので，NH_3はKOHより〔OH^-〕は小さく，〔H^+〕は大きい。pHは小さい。

(4)：誤：中性の水(pH7)でうすめているので，いくらうすめてもpH7を超えることはない。pH7に近づく。

(5)：正：(答)pH12のNaOHは
$$〔H^+〕= 1 × 10^{-12}(mol/L)$$
$$〔OH^-〕= (1 × 10^{-14})/(1 × 10^{-12})$$
$$= 1 × 10^{-2}(mol/L)$$
これを10倍にうすめると，
$$〔OH^-〕= 1 × 10^{-3}(mol/L)$$
$$〔H^+〕= (1 × 10^{-14})/(1 × 10^{-3})$$
$$= 1 × 10^{-11}(mol/L)$$
pHは11

問2. (8)(9)(1)：誤：$H_2O(固) + 融解熱 = H_2O(液)$
融解熱を吸収する。

(2)：正：(答)$H_2O(液) + 蒸発熱 = H_2O(気)$

(3)：誤：水(気)の生成熱をQ_1，水(液)の生成熱をQ_2，水の蒸発熱をQ_3とすると，
$$H_2 + (1/2)O_2 = H_2O(気) + Q_1 \quad (Q_1 > 0) \quad \cdots ①$$
$$H_2 + (1/2)O_2 = H_2O(液) + Q_2 \quad (Q_2 > 0) \quad \cdots ②$$
$$H_2O(気) = H_2O(液) + Q_3 \quad (Q_3 > 0) \quad \cdots ③$$
③を①に代入　$H_2 + (1/2)O_2 = H_2O(液) + Q_1 + Q_3$
つまり$Q_1 + Q_3 = Q_2 \quad \cdots ④$
よって$Q_1 < Q_2$

(4)：正：(答)②の熱化学方程式は，$H_2O(液)$の生成熱と見ることもH_2の燃焼熱と見ることもできる。

(5)：誤：④から$Q_1 = Q_2 - Q_3$
和ではなく差となる。

問3. (10)還元剤は酸化される原子，つまり酸化数の増加する原子を含んでいる。

(a)酸化剤：単体Cl_2のCl：0から-1に減少。

(b)還元剤：KIのI：-1から0に増加。
$$KI → K^+ + I^-$$

(c)酸化剤：SO_2のS：$+4$から0に減少。

(d)還元剤：単体Cu：0から$+2$に増加。
$$Cu(NO_3)_2 → Cu^{2+} + 2NO_3^-$$

問4. (11)反応速度 v =(濃度の変化量)/(かかった時間)
$= k ×$〔平均の濃度〕
$$3.3 × 10^{-3} = k × 0.85 \quad k = 3.92 × 10^{-3}(s^{-1})$$
$$2.6 × 10^{-3} = k × 0.67 \quad k = 3.88 × 10^{-3}(s^{-1})$$
$$2.1 × 10^{-3} = k × 0.53 \quad k = 3.96 × 10^{-3}(s^{-1})$$
kの平均，$3.92 × 10^{-3}(s^{-1})$

なお表中の，平均〔H_2O_2〕=(0.95＋0.75)/2＝0.85
分解速度 v＝(0.95－0.75)/60＝3.3×10⁻³
などとして計算している。

問5. (12) NO_2 は褐色，N_2O_4 は無色。温度を上げると赤褐色が強くなる（NO_2 が増加する）ことから
$$2NO_2 \rightleftarrows N_2O_4 ＋発熱$$
発熱反応では温度を上げると吸熱方向，逆反応方向に平衡は移動する。これは平衡定数の減少を意味する。

Ⅲ　[解答]

(13)⑥　(14)①　(15)④　(16)①　(17)⑤　(18)②
(19)⑧　(20)③　(21)③　(22)⑥　(23)⑤　(24)②

[出題者が求めたポイント]　元素の性質，イオンの反応，気体の生成と性質，合成高分子化合物などに関する基本的な問題

[解答のヒント]

問1. (ア) (13) (14) イオン化エネルギーが小さい元素は，陽イオンになりやすい。Na がそれに当たる。
イオン化エネルギーが大きく，陽イオンになりにくい元素は，化学的に不活性な希ガスの Ar。

(イ) (15) 空気に21％含まれることから，X は O。空気中では O_2。

(ウ) (16) 固体であること，火山ガスに含まれることから Y は硫黄 S。水素化合物は H_2S（気体）。銅(II)イオンと反応して黒色の硫化銅(II)を沈殿する。
$$CuSO_4 \rightarrow Cu^{2+} + SO_4^{2-} \qquad H_2S \rightarrow 2H^+ + S^{2-}$$
$$Cu^{2+} + S^{2-} \rightarrow CuS(黒色沈殿)$$

(エ) (17) 自然発火するのは黄リン。Z は P。
$$4P + 5O_2 \rightarrow P_4O_{10}(十酸化四リン)$$
$$P_4O_{10} + 6H_2O \rightarrow 4H_3PO_4(リン酸：3価の酸)$$

問2. (a) (18) 黄緑色の炎色反応は Ba^{2+}。硫酸イオンとの反応で，白色沈殿を生成する。
$$Ba^{2+} + SO_4^{2-} \rightarrow BaSO_4(硫酸バリウム：白色沈殿)$$

(b) (19) 炎色反応が橙赤色は Ca^{2+}。炭酸塩 $CaCO_3$ は塩酸に溶ける。
$$Ca^{2+} + CO_3^{2-} \rightarrow CaCO_3$$
$$(炭酸カルシウム：白色沈殿)$$
$$CaCO_3 + 2HCl \rightarrow CaCl_2(溶解) + H_2O + CO_2$$

(c) (20) 塩酸で白色沈殿が生成するのは，$PbCl_2$ または AgCl。さらにアンモニア水に溶けるのは AgCl。また，$PbCl_2$ は熱水に溶ける。よって(ウ)は Pb^{2+}。
$$Pb^{2+} + 2Cl^- \rightarrow PbCl_2(塩化鉛(Ⅱ)：白色沈殿，熱湯に溶解)$$
$$Ag^+ + Cl^- \rightarrow AgCl(塩化銀：白色沈殿)$$
$$AgCl + 2NH_3 \rightarrow Ag(NH_3)_2^+(溶解) + Cl^-$$

問3. (ア) (21) CO_2 はアルコール発酵で生成する。

(イ) (22CO はギ酸を濃硫酸で脱水すると生成する。
$$HCOOH \rightarrow H_2O + CO$$

(ウ) (23) HCl は NH_3 と接すると白煙を生成する。
$$HCl + NH_3 \rightarrow NH_4Cl(塩化アンモニウム：白煙)$$

問4. (24) (a)：正：ポリ塩化ビニル⁅CH_2-CHCl⁆ₙは熱で分解すると HCl を発生する。

(b)：誤：セルロースを構成する元素は，C，H，O。

(c)：正：ポリビニルアルコール⁅$CH_2-CH(OH)$⁆ₙは OH が多いので水に溶ける。ホルマリンと反応させると水に溶けなくなり，繊維のビニロンとなる。

(d)：誤：ナイロンは合成高分子化合物。

(a)，(c)が正しい。

Ⅳ　[解答]

(25)④　(26)⑤　(27)(28)③⑤(順不同)
(29)④　(30)②　(31)②　(32)⑤　(33)⑥

[出題者が求めたポイント]　有機化合物の構造決定，芳香族化合物の分離と性質，異性体，糖，タンパク質などに関する基礎的な集合問題

[解答のヒント]

問1. (ア) (25) C：132×(12/44)＝36 (mg)
　　H：54×(2/18)＝6 (mg)
　　O：58－(36＋6)＝16 (mg)
　　　(36/12)：(6/1)：(16/16)＝3：6：1
　　組成式　C_3H_6O(式量58)

(イ) (26) 分子式は組成式の整数倍($C_3H_6O)_n$，また分子量は 58n でなければならない。（　）内は分子量。
　(1)$C_7H_{14}O_2$(130)　　(2)$C_5H_{10}O_2$(102)
　(3)$C_5H_{10}O_2$(102)　　(4)$C_6H_{12}O_2$(116)
　(5)$C_6H_{12}O_2$(116)　　(6)$C_4H_8O_2$(88)
組成式と組成式量の整数倍の条件に合うのは(4)(5)。また n＝2
(4)は CH_3CH_2COOH と $CH_3CH(OH)CH_3$ のエステル。
(5)は CH_3CH_2COOH と $CH_3CH_2CH_2OH$ のエステル。$CH_3CH_2CH_2OH$ を酸化すると CH_3CH_2COOH となるから，(5)が答。
なお，$CH_3CH(OH)CH_3$ の酸化は CH_3COCH_3 となる。

問2. (ア) (27) (28) 水層 A：C_6H_5COONa，C_6H_5ONa
エーテル層 B：$C_6H_5NH_2$，$C_{10}H_8$
水層 C：C_6H_5COONa　エーテル層 D：C_6H_5OH
水層 E：$C_6H_5NH_3^+Cl^-$　エーテル層 F：$C_{10}H_8$
　(1)：誤　(2)：誤　(3)：正(答)
　(4)：誤　(5)：正(答)　(6)：誤

(イ) (29) (1)：誤：アントラセンはベンゼン環が3つ結合している。分子式 $C_{14}H_{10}$。ナフタレンはアントラセンより小さい分子。
(2)：誤：ナフタレンを酸化するとフタル酸となる。
(3)：誤：ナフタレンは水に溶けない。
(4)：正：(答)ナフタレンは昇華しやすい。
(5)：誤：常温で固体。

(ウ) (30) (1)：誤：ニトロベンゼンの還元による。
(2)：正：(答)$C_6H_5NH_2 + (CH_3CO)_2O$
　$\rightarrow C_6H_5NHCOCH_3(アセトアニリド) + CH_3COOH$
(3)：誤：亜硝酸ナトリウムとの反応で，ジアゾニウム塩が生成する。
(4)：誤：分子量は93。
(5)：誤：紫色となる。

問3. (31) (1)：誤：3つある。

CH$_3$CH$_2$CH$_2$OH　　CH$_3$CH(OH)CH$_3$
CH$_3$OCH$_2$CH$_3$

(2)：正：(答)
CH$_3$CH$_2$CH$_2$CH$_3$　　　CH$_3$CH(CH$_3$)CH$_3$

(3)：誤：3つある。
CH$_3$CH$_2$CH$_2$CH$_2$CH$_3$　　CH$_3$CH$_2$CH(CH$_3$)CH$_3$
CH$_3$C(CH$_3$)$_2$CH$_3$

(4)：誤：5つある。光学異性体も含める。
CH$_3$C*HClCH$_2$Cl　(C*不斉炭素)
CH$_3$CH$_2$CHCl$_2$　　　　CH$_3$CCl$_2$CH$_3$
ClCH$_2$CH$_2$CH$_2$Cl

(5)：誤：C$_6$H$_4$(CH$_3$)$_2$にはオルト，メタ，パラの3つの異性体がある。

問4. (32) (a)：誤：水溶液中にはα-グルコース，β-グルコース，鎖状グルコースの3つが存在する。

(b)：正

(c)：正

(d)：誤：スクロースは還元性がない。

(e)：誤：スクロースの加水分解成生物は，グルコースとフルクトース。

(b)，(c)が正しい。

問5. (33) (a)：誤：ニンヒドリン反応は赤〜青紫色。

(b)：誤：ベンゼン環を持つアミノ酸があるときだけ，キサントプロテイン反応をする。

(c)：正：硫黄はS^{2-}イオンとなり，Pb^{2+}と黒色沈殿を生成する。
S^{2-} + Pb^{2+} → PbS

(d)：正：ビウレット反応である。

(c)，(d)が正しい。

平成25年度

問 題 と 解 答

平成25年度

英　語

問題

25年度

解答番号　| 1 | ～ | 65 |

Ⅰ　次の英文を読み，下の問1～問5に答えよ。

(a)Particularly in international business, (b)Americans emphasize contracts, because they are not very familiar （　ア　） their foreign business partners. （For the same reason, Japanese try to *cultivate personal relationships with *their foreign counterparts － (c)so that they may become more able to trust them.） For the foreigner, (d)the number of times that he drinks or dines with business partners is secondary to the ultimate *consummation of the business; it is the "*bottom line" of the contract （　イ　） matters. For the Japanese, (e)the foreigner's insistence on the contract sounds cold and formal, and tends to make the Japanese suspicious.

A *paradigmatic example of this kind of misunderstanding occurred in the so-called "soybean shock" of 1972. President *Nixon had paid a visit to Prime Minister *Sato of Japan. They golfed together, dined （　ウ　）, and joked together. When Nixon left, reporters asked Sato about what agreements they (A)had reached. Sato said that their conversation had been 30% *verbal but 70% *intuitive understanding, or *haragei. Their original contract was (f)far less than Sato had really wanted, but he felt *reassured by Nixon's friendly attitude when Nixon was in Japan. He felt confident (X)that Nixon was his good friend and so would guarantee the soybeans Japan wanted the next year. （　エ　） fact, the next year was (g)a terrible year for Illinois soybean crops. The farmers could not even fill their local needs, (h)much less those of Japan. Japanese people demanded soy products, so Sato contacted Nixon. Nixon coolly explained, "(i)There is nothing I can do to influence the actions of the Illinois farmers. They will supply you

（　オ　）all the soybeans we contracted for, but no more." Unfortunately, this was not a case of Nixon being *duplicitous. Rather, it was a situation where the Japanese should (B)have paid more strict attention to (j)the conditions of the contract during negotiations.

(Carl Becker［著］，堀口誠信・大岩秀紀［注解］．2012.『英米人の理念』．東京：英宝社，pp. 46-47.)

(注)　*cultivate：(友情などを) はぐくむ

　　　*their foreign counterparts：日本人から見た，外国の取引相手

　　　*consummation：達成すること

　　　*bottom line：核心

　　　*paradigmatic example：典型的な例

　　　*Nixon：ニクソン第37代合衆国大統領

　　　*Sato：佐藤栄作首相 (在任期間1964－72年)

　　　*verbal：言葉による (理解)

　　　*intuitive：直観的な (理解)

　　　*haragei：腹芸 (直接言葉で明示せず，物事を処理する役者の技法)

　　　*reassured：安心した (感情を抱いた)

　　　*duplicitous：不誠実な

問1　空欄（　ア　）〜（　オ　）に入れるのに最も適したものを，それぞれ下の①〜④のうちから一つずつ選べ。

空欄（　ア　）　☐1
　　① as　　　　　② with　　　　③ so　　　　④ than

空欄（　イ　）　☐2
　　① so　　　　　② these　　　　③ because　　　④ that

空欄（　ウ　）　☐3
　　① together　　② alone　　　　③ separately　④ at

空欄（　エ　）　☐4
　　① On　　　　　② Between　　　③ In　　　　④ Under

空欄（　オ　）　☐5
　　① to　　　　　② with　　　　③ at　　　　④ that

問2　下線部(a)〜(j)の日本語訳として最も適切なものを，それぞれ下の①〜④のうちから一つずつ選べ。

下線部(a)　☐6
　　① 不思議なことに　　　　② 特に
　　③ 話は変わって　　　　　④ 部分的に

下線部(b)　☐7
　　① アメリカ人は契約を強調する
　　② アメリカ人は契約を問題視する
　　③ アメリカ人が否定する契約
　　④ アメリカ人が宣伝する契約

下線部(c)　　8

① その結果，両者はお互い，もっとよく信用できるようになるかもしれない

② そのようないきさつで，取引相手は自分をもっとよく信用するようになった

③ 日本側が取引相手のことを，もっとよく信用できるようになったため

④ 取引相手がもっと日本側を信用できるようにするため

下線部(d)　　9

① 日本側が何回，飲み会や食事会をしたか，ということは不明だ

② 非常に多くの回数，外国人側と飲み会をしたり食事会をした

③ 日本人側との取引相手と飲み会をしたり食事会をした，非常に多くの回数

④ 取引相手と飲み会をしたり食事会をした回数

下線部(e)　　10

① 外国人との契約の決裂

② 外国人が契約を取り決めてしまうこと

③ 外国人による，日本との契約の合意

④ 外国人が契約を主張すること

下線部(f)　　11

① 佐藤首相が真に欲しがっていた，ごく少量のものよりは多めに

② 佐藤首相が現実的に望んでいたものを，はるかに上回る出来映えであった

③ 佐藤首相が本当に望んでいたより，はるかに劣るものであった

④ 佐藤首相が現実的に望む量を控えめにしていたが，それよりはるかに悪かった

下線部(g)　　12

① ひどく悪い年で，イリノイ州では大豆が全く収穫できなかった

② イリノイ州の大豆収穫にとって，とても悪い年

③ イリノイ州の大豆の生産農家にとって，素晴らしい年

④ とても悪い年で，それはイリノイ州の大豆生産が少なかったこと
　に原因がある

下線部(h)　　13

① ましてや日本の需要を満たすことなど，とてもできなかった

② 日本の農家たちは，もっとひどい状況であった

③ 日本産の大豆は，もっと収穫量が少なかった

④ はるかに日本の方が，大豆の自給率は低かった

下線部(i)　　14

① 私ができることは何もなく，イリノイ州の農家の行動とは関連が
　ない。

② イリノイ州の農家の行動に影響を与えるために私ができることは
　何もない。

③ 私ができることは何もないが，影響力をもってイリノイ州の農家
　を活動的にする。

④ イリノイ州の農家が活動していることのうち，私ができることは
　何もない。

下線部(j)　　15

① 交渉の最中における契約の決裂

② 交渉の最中における実際の契約の場面

③ 交渉の最中に契約が成立に至った状況

④ 交渉の最中における契約の条件

問3　二重下線部(A)had と(B)have に最も近い用法の had と have を含む英文を，それぞれ下の①～④のうちから一つずつ選べ。

二重下線部(A)had　16
① I wish I had not bought such an expensive computer.
② I realized that I had left my bag in his car.
③ I could buy a new car if I had more money.
④ I had my brother help me with my homework.

二重下線部(B)have　17
① But for dreams, our life would have no meaning.
② I will have it fixed by tomorrow.
③ I have finished my homework.
④ You ought to have taken my advice.

問4　波線部(X)that に最も近い用法の that を含む英文を，下の①～④のうちから一つずつ選べ。

波線部(X)that　18
① I lent him the computer that was in my office.
② He wears that blue suit to work every day.
③ Mother is afraid that I may catch a cold.
④ Where is the CD that I bought yesterday?

問5　次の［1］～［7］のそれぞれについて，本文の内容に一致する場合は解答欄の①を，一致しない場合は②をマークせよ。

［1］アメリカ人は外国の取引先に対して，彼らと個人的な関係をはぐくむことを第一に考える。　19

［2］日本人にとって，取引先と飲み会や食事会をするより，契約の核心の方が大切だ。　20

［3］外国人が契約にこだわることは，日本人に対し，冷たく形式的な印象を与える。　21

［4］いわゆる1972年の大豆ショック（soybean shock）は，ニクソン大統領と日本人記者団との間の誤解から生じたエピソードである。　22

［5］アメリカ側は，大豆の収穫の70％までを日本に送るという約束を文書に明記した，と佐藤首相は記者団に対して語った。　23

［6］佐藤首相は，ニクソン大統領の日本滞在中の親しげな態度から，日本への大豆の支援に関して心配はないと考えていた。　24

［7］大豆ショックは，ニクソン大統領が不誠実であることを示す事例ではない。　25

II 次の問1～問10のそれぞれの英単語について，最も強く発音される音節の番号を一つずつ選べ。

問1　par-tic-u-lar　26
　　　① ② ③ ④

問2　re-la-tion-ship　27
　　　① ② ③ ④

問3　in-sist　28
　　　① ②

問4　oc-cur　29
　　　① ②

問5　o-rig-i-nal　30
　　　① ② ③ ④

問6　or-i-gin　31
　　　① ② ③

問7　at-ti-tude　32
　　　① ② ③

問8　guar-an-tee　33
　　　① ② ③

問9　de-mand　34
　　　① ②

問10　in-flu-ence　35
　　　① ② ③

Ⅲ 次の問1～問10のそれぞれの英単語の組について，二つの下線部の発音が同じなら解答欄の①を，異なるなら②を選べ。

問1 intern**a**tional / m**a**ny $\boxed{36}$

問2 b**u**siness / pol**i**ce $\boxed{37}$

問3 p**ar**tner / l**ear**n $\boxed{38}$

問4 r**ea**son / br**ea**k $\boxed{39}$

問5 tr**u**st / n**o**thing $\boxed{40}$

問6 **a**ttitude / w**a**tch $\boxed{41}$

問7 expl**ai**n / str**ai**ght $\boxed{42}$

問8 **e**mphasize / r**e**cently $\boxed{43}$

問9 occurr**ed** / want**ed** $\boxed{44}$

問10 forei**gn**er / si**gn**ature $\boxed{45}$

IV 次の問1〜問5において，空欄 46 〜 50 に入れるのに最も適した
ものを，それぞれ下の①〜④のうちから一つずつ選べ。

問1　I saw him 46 with his book under his arm.
　　　① to come　　　② comes　　　③ coming　　　④ came

問2　Her name is known 47 everyone in our town.
　　　① in　　　② with　　　③ to　　　④ for

問3　Greg was almost asleep when he heard his name 48 .
　　　① called　　　② call　　　③ calling　　　④ to be called

問4　That bird is to 49 only on that island.
　　　① have found　　　② be found　　　③ be finding　　　④ find

問5　Paul could not help 50 at the joke.
　　　① laughed　　　② laughing　　　③ to laugh　　　④ laugh

V 次の問1〜問15において，空欄 51 〜 65 に入れるのに最も適した
ものを，それぞれ下の①〜④のうちから一つずつ選べ。

問1　I 51 David some money and must pay him back by next
Saturday.
　　　① lend　　　② owe　　　③ loaned　　　④ borrowed

問2　"Do you know that Kevin has got a new job?"
　　　"No, he 52 us nothing about it."
　　　① speaks　　　② told　　　③ said　　　④ spoke

問3　Although her parents had said "no" for a long time, they finally ___53___ her go to Canada alone.

① got　　　　② allowed　　　③ made　　　　④ let

問4　This song always ___54___ my mother of her school days.

① memorizes　② recalls　　　③ remembers　④ reminds

問5　A moment's hesitation may ___55___ a pilot his life.

① deprive　　② take　　　　③ cost　　　　④ lose

問6　That lazy student will never live ___56___ to his parents' expectations.

① on　　　　② up　　　　　③ by　　　　　④ life

問7　It makes no ___57___ to her whether she lives in a city or in the country.

① difference　② aim　　　　③ value　　　　④ distinction

問8　We must ___58___ our trip to Australia because we are short of money.

① call on　　② call off　　③ call up　　　④ call down

問9　I cannot ___59___ up with his carelessness any longer.

① make　　　② put　　　　③ bear　　　　④ catch

問10　The president said that a wage increase was ___60___ of the question.

① deprived　② out　　　　③ not　　　　　④ short

問11　I came ___61___ an old friend on the street.

① with　　　② to　　　　　③ into　　　　④ across

問12　You had better close the window in ___62___ it rains heavily.

① case　　　② chance　　　③ moment　　　④ fear

問13   In the end they made ⌈ 63 ⌉ their minds to go by plane.
  ① for   ② with   ③ up   ④ off

問14   I took Cathy ⌈ 64 ⌉ her sister.   They look so much alike.
  ① after ② in   ③ by   ④ for

問15   George tried to learn French but soon got tired ⌈ 65 ⌉ it and gave up.
  ① to   ② out   ③ of   ④ in

数　学

問　題　　　　25年度

[I]　　次の空欄を埋めよ。

(1)　$\log_2 5 \cdot \log_{25} 16$ を計算すると，　ア　である。

(2)　$\dfrac{5+i}{3+i}$ を計算すると，$\dfrac{\boxed{イ}-\boxed{ウ}\,i}{\boxed{エ}}$ である。

（ただし $i=\sqrt{-1}$ とする。）

(3)　不等式 $2|x-1|+|x-3|\leqq 5$ を満たす整数 x の個数は　オ　個である。

(4)　円 $x^2+y^2-2x-y+1=0$ と直線 $2x-y-1=0$ の2つの交点と原点を通る円の中心は（　カ　，　キ　）で半径は　ク　である。

(5)　$\triangle OAB$ において，$OA=3$，$OB=5$，$AB=7$ とする。

このとき，$\overrightarrow{OA}$ と $\overrightarrow{OB}$ の内積は $\dfrac{\boxed{ケコサ}}{\boxed{シ}}$ である。

(6)　$\sin\alpha+\cos\beta=\dfrac{1}{2}$，$\cos\alpha+\sin\beta=\dfrac{1}{3}$ のとき，$\sin(\alpha+\beta)$ の値は $\dfrac{\boxed{スセソ}}{\boxed{タチ}}$ である。

(7)　数字 1，2，3 と書かれたカードが，それぞれ 3，2，1 枚ある。
この中から 4 枚のカードを選び，それらを並べて 4 桁の整数をつくる。
このとき，互いに異なる 4 桁の整数は全部で　ツテ　個ある。

[Ⅱ]　数列 $\{a_n\}$：42, 37, 34, 33, 34, 37, 42, 49, ……がある。
　　　　次の各問いに答えよ。

1．(1)　a_{10} は，$\boxed{\text{アイ}}$ である。

　　(2)　$b_n = a_{n+1} - a_n$ とすると，b_1 は $-\boxed{\text{ウ}}$ であり，b_n を n を用いて
　　　　　表すと，$b_n = \boxed{\text{エ}}\, n - \boxed{\text{オ}}$ である。

　　(3)　a_n を n を用いて表すと，$a_n = n^{\boxed{\text{カ}}} - \boxed{\text{キ}}\, n + \boxed{\text{クケ}}$ である。

2．次に，$\{d_n\}$ は，公差が -7 の等差数列とする。
　　　　　$\{c_n\}$ の一般項を，$c_n = a_n - d_n$ とする。
　　　　　$\{c_n\}$ の一般項は，n についての多項式で，その定数項は 0 である。

　　(1)　c_n を n を用いて表すと，$c_n = n^{\boxed{\text{コ}}} - n$ である。

　　(2)　d_1 は $\boxed{\text{サシ}}$ であり，d_n を n を用いて表すと，
　　　　　$d_n = -\boxed{\text{ス}}\, n + \boxed{\text{セソ}}$ である。

[Ⅲ] 下図のような放物線 $y=x^2$ と一辺の長さが1の正方形ABCDがある。正方形ABCDの辺BCが x 軸上を矢印の方向に平行移動するものとする。次の問いに答えよ。

(1) この正方形が領域 $y \geqq x^2$ と重なる部分の面積 S を C の x 座標 t の関数として表すと，

① $-1 \leqq t \leqq 0$ のとき，$S = -\dfrac{1}{3}t^3 + 1 \cdot t + \dfrac{2}{3}$

② $0 \leqq t \leqq 1$ のとき，$S = -1 \cdot t^2 + 1 \cdot t + \dfrac{2}{3}$

③ $1 \leqq t \leqq 2$ のとき，
$S = \dfrac{1}{3}t^3 - 1 \cdot t^2 + \dfrac{4}{3}$

(2) (1)の①，②，③より S の最大値 M は，$t = \dfrac{1}{2}$ のとき，

$M = \dfrac{11}{12}$ である。

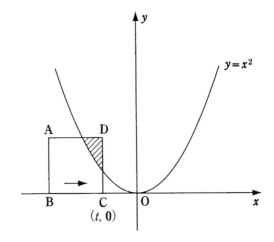

化 学

問題

25年度

解答番号 ┌─1─┐ ～ ┌─33─┐

┌─────────────────────────────┐
│ 必要があれば原子量は次の値を使うこと。 │
│ H　1.0　　C　12　　N　14 │
│ O　16　　S　32　　Ca　40 │
└─────────────────────────────┘

[I]　次の問1～3に答えよ。

問1　次の問(ア)～(ウ)に答えよ。

(ア)　ドライアイスに関する次の記述(a)～(d)について，その内容の正しいものの組合せはどれか。下の(1)～(6)のうちから一つ選べ。ただし，アボガドロ定数は 6.0×10^{23}/mol とする。　┌─1─┐

(a)　4.4 g のドライアイスは 1.32×10^{24} 個の電子をもつ。

(b)　4.4 g のドライアイスが完全に気化したとき，その体積は標準状態で 8.8 L になる。

(c)　ドライアイスは1気圧のもとで，液体になったのち最終的に気体になる。

(d)　ドライアイスを構成する分子間にはファンデルワールス力が働いている。

(1)（a , b）　(2)（a , c）　(3)（a , d）
(4)（b , c）　(5)（b , d）　(6)（c , d）

（イ）　次の状態にある物質（1）～（5）のうち，電気を導きにくいものを二つ選べ。ただし，解答の順序は問わない。 2 　 3

（1）　二酸化ケイ素の結晶　　（2）　常温の水銀　　（3）　黒鉛
（4）　融解した状態の塩化ナトリウム
（5）　ショ糖の水溶液

（ウ）　次の記述（a）～（c）に当てはまるイオンはどれか。下の（1）～（8）のうちから，最も適切なものを一つずつ選べ。

（a）　イオン半径の最も小さいもの　 4
（b）　イオン半径の最も大きいもの　 5
（c）　陽子の数が最も多いもの　 6

（1）　O^{2-}　　（2）　S^{2-}　　（3）　F^-　　（4）　Cl^-
（5）　Na^+　　（6）　K^+　　（7）　Mg^{2+}　　（8）　Ca^{2+}

問2　硫酸アンモニウム水溶液が250 mLある。ここに過剰量の水酸化ナトリウムを加えたところ，アンモニアの気体が標準状態で3.36 L発生した。このとき，残った水溶液中からは，アンモニアないしアンモニウムイオンは検出されなかった。最初の硫酸アンモニウム水溶液のモル濃度（mol/L）はいくらか。最も適切な値を（1）～（5）のうちから一つ選べ。 7

（1）　0.15　　　（2）　0.30　　　（3）　0.45
（4）　0.6　　　（5）　0.75

問3 海水中には食塩が質量パーセントで3.5% 溶解しているとする。この海水から10gの食塩を得ようとしたとき，何mLの海水が必要か。最も適切な値を（1）〜（5）のうちから一つ選べ。ただし，海水の温度は一定であり，その時の密度は1.03 g/cm³とする。また，食塩以外の塩類については考慮しないものとする。 8

（1） 277 （2） 286 （3） 294 （4） 305 （5） 2860

[Ⅱ]　次の問1〜4に答えよ。

問1　$Ca(OH)_2$ を水に溶かして 1.0 L にした。その溶液の 50 mL を中和する
のに 0.10 mol/L 塩酸 10 mL を要した。次の問(ア)，(イ)に答えよ。

(ア)　溶かした $Ca(OH)_2$ は何 g か。正しい値を次の(1)〜(6)のうちか
ら一つ選べ。　| 9 |

(1)　0.74　　　　(2)　1.35　　　　(3)　1.48
(4)　2.96　　　　(5)　3.70　　　　(6)　5.92

(イ)　次の記述の中の(a)，(b)にあてはまる器具を，下の(1)〜(8)の
うちから一つずつ選べ。　(a)：| 10 |，(b)：| 11 |

　　$Ca(OH)_2$ を溶かして正確に 1.0 L にするための器具として最も適切
なものは(a)である。$Ca(OH)_2$溶液を中和滴定するときに，0.10 mol/L
塩酸を滴下するための器具として最も適切なものは(b)である。

(1)　ビーカー　　　　　(2)　三角フラスコ
(3)　メスフラスコ　　　(4)　コニカルビーカー
(5)　ビュレット　　　　(6)　メスシリンダー
(7)　ホールピペット　　(8)　メートルグラス

問2 次の記述(a)~(d)について，その内容の正しいものの組合せはどれか。下の(1)~(6)のうちから一つ選べ。 **12**

(a) 酸化剤と還元剤の反応では，酸化剤が酸化されている。

(b) 酸化剤である塩素 Cl_2 1 mol は，2 mol の電子を受け取る。

(c) $CaCO_3 + 2HCl \longrightarrow CaCl_2 + H_2O + CO_2$ の反応は，酸化還元反応である。

(d) $KMnO_4$ の Mn の酸化数は，+7 である。

    (1) (a , b)　(2) (a , c)　(3) (a , d)
    (4) (b , c)　(5) (b , d)　(6) (c , d)

問3 次の熱化学方程式(a)~(c)を用いて，エタン C_2H_6 の燃焼熱 (kJ/mol) を求めよ。その値として正しいものはどれか。下の(1)~(5)のうちから一つ選べ。 **13**

(a) $C(黒鉛) + O_2(気) = CO_2(気) + 394\,kJ$

(b) $H_2(気) + \dfrac{1}{2}O_2(気) = H_2O(液) + 286\,kJ$

(c) $2C(黒鉛) + 3H_2(気) = C_2H_6(気) + 84\,kJ$

    (1) 84　　(2) 596　　(3) 764　　(4) 1276　　(5) 1562

問4 高温高圧下で触媒を用いると，窒素 N_2 と水素 H_2 が反応してアンモニア NH_3 が生成する。この反応は次式で示すような平衡反応である。また，この反応でアンモニアの気体 1.0 mol が生成すると 46 kJ の熱が発生する。

$$N_2 \ + \ 3H_2 \ \rightleftarrows \ 2NH_3$$

この反応に関する次の記述（a）〜（d）について，その内容の正しいものの組合せはどれか。下の（1）〜（6）のうちから一つ選べ。 | 14 |

（a） 平衡状態でのアンモニアの生成率は，圧力が一定であれば反応温度を低く設定するほど大きい。

（b） 平衡状態に達するまでの時間は，反応温度が高いほど長くなる。

（c） 平衡状態でのアンモニアの生成率は，触媒の存在によって大きくなる。

（d） 反応の初速度は，反応温度が低いほど小さくなる。

（1）（a ，b）　（2）（a ，c）　（3）（a ，d）
（4）（b ，c）　（5）（b ，d）　（6）（c ，d）

[Ⅲ]　次の問1～3に答えよ。

問1　次の記述(a)～(e)の反応にあてはまる金属イオンはどれか。下の(1)～(6)のうちから一つずつ選べ。

(a)　ヘキサシアノ鉄(Ⅱ)酸カリウム水溶液を加えると青白色の沈殿が生じる。 15

(b)　アンモニア水を加えると白色沈殿を生じ，アンモニア水を過剰に加えても沈殿は溶けないが，水酸化ナトリウム水溶液を加えると沈殿は溶ける。 16

(c)　アンモニア水を加えると，はじめ白色沈殿が生じるが，さらに加えると沈殿が溶ける。 17

(d)　アンモニア水を加えると，はじめ青白色沈殿が生じるが，さらに加えると沈殿が溶けて深青色溶液になる。 18

(e)　ヨウ化ナトリウム水溶液を加えると，黄色沈殿が生じる。 19

(1)　Ag^+　　　(2)　Al^{3+}　　　(3)　Cu^{2+}　　　(4)　Fe^{2+}
(5)　Fe^{3+}　　　(6)　Zn^{2+}

問2　ハロゲン化水素に関する次の記述(a)～(d)について，その内容の正しいものの組合せはどれか。下の(1)～(6)のうちから一つ選べ。 20

(a)　フッ素と水が反応するとフッ化水素が生成する。
(b)　ハロゲン化水素の水溶液はいずれも強酸性を示す。
(c)　塩化水素を水に溶かしたものが塩素水である。
(d)　ハロゲン化水素の中で，水素結合が最も強いものがフッ化水素である。

(1)　(a，b)　　(2)　(a，c)　　(3)　(a，d)
(4)　(b，c)　　(5)　(b，d)　　(6)　(c，d)

問3 Pb および Pb^{2+} に関する次の記述 (1)～(5)について，その内容の正しいものを二つ選べ。ただし解答の順序は問わない。 21 , 22

（1） Pb は軟らかい軽金属である。

（2） Pb は 14 族の両性金属である。

（3） Pb は塩酸と反応して水に溶けやすい塩化物を生じる。

（4） Pb^{2+} は硫化水素と反応して赤色の沈殿を生じる。

（5） Pb^{2+} は SO_4^{2-} と反応して水に溶けにくい塩を生じる。

[Ⅳ]　次の問1〜3に答えよ。

問1　次の記述に関する下の問(ア)〜(エ)に答えよ。

　　炭素，水素，酸素からなる化合物Aの試料13.6 mgを完全燃焼させたところ，二酸化炭素 CO_2 35.2 mg，水 H_2O 7.2 mgを生じた。また，化合物Aを水酸化ナトリウム水溶液中で加熱し，酸性にしたところ化合物BとCが生成した。化合物Cはベンゼンを濃硫酸と反応させ，そのナトリウム塩を水酸化ナトリウムとともに融解した後，酸性にすることでも得られた。

(ア)　化合物Aの構造として，正しいものを次の(1)〜(6)のうちから一つ選べ。　23

(1)　(2)　(3)　(4)　(5)　(6)

(イ)　化合物B 2 mLをエタノール2 mLと混合し，濃硫酸1 mLを加えて加熱したところ，よい香りがした。このとき生成した化合物として正しいものはどれか。次の(1)〜(6)のうちから一つ選べ。　24

(1)　酢酸　　　　　　　(2)　酢酸エチル　　(3)　酢酸メチル
(4)　ジエチルエーテル　(5)　ギ酸エチル　　(6)　ベンゼン

（ウ）　化合物Bに関する次の記述（1）〜（5）のうち，誤っているものを次
の（1）〜（5）のうちから一つ選べ。　25

（1）　炭酸水素ナトリウム水溶液に加えると二酸化炭素が発生する。
（2）　メタノールを適当な酸化剤を用いて酸化すると生じる。
（3）　水と任意の割合で混じり合う。
（4）　酢の一成分である。
（5）　カルボキシ基を含んでいる。

（エ）　化合物Cに関する次の記述（a）〜（e）について，その内容の正しい
ものの組合せはどれか。下の（1）〜（0）のうちから一つ選べ。　26

（a）　飽和のアルコールである。
（b）　アミノ基を含んでいる。
（c）　水に溶けて強い酸性を示す。
（d）　臭素水を加えると白色沈殿を生成する。
（e）　塩化鉄（Ⅲ）を加えると青紫〜赤紫色を呈する。

（1）（a，b）　（2）（a，c）　（3）（a，d）
（4）（a，e）　（5）（b，c）　（6）（b，d）
（7）（b，e）　（8）（c，d）　（9）（c，e）
（0）（d，e）

問2 アミノ酸に関する次の問(ア)〜(ウ)に答えよ。

(ア) 次の文中の(a)〜(c)にあてはまる最も適切な語句の組合せを,下の(1)〜(8)のうちから一つ選べ。 27

　　アミノ酸の水溶液では陽イオン,陰イオン,双性イオンが平衡状態にあり,pHの変化によってその組成が変わる。これら平衡混合物の電荷が全体として0となっているときのpHを(a)という。このpHでアミノ酸の水溶液に電圧をかけてもアミノ酸分子は移動しないが,pHが小さいと(b)となって(c)側に移動する。

	(a)	(b)	(c)
(1)	等電点	陰イオン	陰極
(2)	等電点	陰イオン	陽極
(3)	等電点	陽イオン	陰極
(4)	等電点	陽イオン	陽極
(5)	中和点	陰イオン	陰極
(6)	中和点	陰イオン	陽極
(7)	中和点	陽イオン	陰極
(8)	中和点	陽イオン	陽極

（イ）　次の記述（a）〜（d）について，その内容の正しいものの組合せはどれか。下の（1）〜（6）のうちから一つ選べ。　28

（a）　pH を変化させ，電圧をかけて移動させる方法を電気分解という。

（b）　アミノ酸を検出するときにはニンヒドリン溶液を加えて温めると着色する。

（c）　すべてのアミノ酸の α-炭素原子は不斉炭素である。

（d）　アミノ酸は有機溶媒に溶けにくく，水に溶けやすいものが多い。

　　　　（1）（a，b）　（2）（a，c）　（3）（a，d）
　　　　（4）（b，c）　（5）（b，d）　（6）（c，d）

（ウ）　グリシン2分子とアラニン2分子が縮合して生じる鎖状のペプチドには，何種類の構造異性体が存在するか。次の（1）〜（6）のうちから一つ選べ。　29

　　　　（1）　1　（2）　2　（3）　3　（4）　4　（5）　5　（6）　6

問3 次の図に示す化合物Aに関する下の問(ア)〜(ウ)に答えよ。

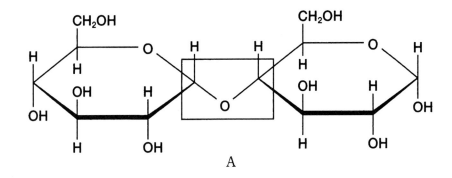

(ア) 化合物Aの名称として正しいものを，次の(1)〜(5)のうちから一つ選べ。 30

(1) グルコース　　(2) フルクトース　　(3) マルトース
(4) スクロース　　(5) ラクトース

(イ) 化合物Aに関する記述(1)〜(5)のうち，正しいものを二つ選べ。ただし，解答の順序は問わない。 31 , 32

(1) α-グルコース2分子が脱水縮合した構造をとる。
(2) β-グルコース2分子が脱水縮合した構造をとる。
(3) 還元性を示す。
(4) どちらの環構造も鎖状構造をとることができる。
(5) 酵素アミラーゼによって加水分解される。

(ウ) 化合物Aの図中，四角で囲んだ部分を何結合というか。次の(1)〜(5)のうちから一つ選べ。 33

(1) エステル結合　　(2) アミド結合　　(3) グリコシド結合
(4) 二重結合　　(5) イオン結合

英　語

解答　25年度

Ⅰ　出題者が求めたポイント

[全訳]

　(a)特に国家間の商取引において、(b)アメリカ人は契約を強調する。これは、彼らが外国の取引相手のことをあまりよく知らないからである。(同じ理由から、日本人は外国の取引相手との人的関係をはぐくもうとする。これは(c)取引相手がもっと日本側を信用できるようにするためである) 外国人にとって、(d)取引相手と飲み会をしたり食事会をした回数は、商取引を最終的に達成することにおいては二義的であり、契約の核心が重要である。日本人にとって、(e)外国人が契約を主張することは冷たく形式的な印象を与え、そのせいで日本人は疑心暗鬼になる傾向がある。

　この種の誤解の典型的な例が生じたのが、1972年のいわゆる「大豆ショック」の時だった。ニクソン大統領は日本の佐藤栄作首相を訪問していた。2人は一緒にゴルフをし、一緒に食事をし、ジョークを飛ばし合った。ニクソンが帰国した時、記者団は佐藤首相にどんな合意に達したのかと質問した。佐藤首相は、2人の会話のうち、言葉による理解が30％、直観的な理解(いわゆる腹芸)が70％だったと答えた。当初の契約は(f)佐藤首相が本当に望んでいたより、はるかに劣るものであった。しかし、ニクソンの日本滞在時の友好的な態度に、佐藤首相は安心した感情を抱いた。彼の親友であり、それゆえに日本が翌年望んでいる大豆を保証してくれるものと、佐藤首相は確信を抱いていた。ところが実際には、翌年は(g)イリノイ州の大豆収穫にとって、とても悪い年だった。農家は現地の需要を満たすことさえできず、(h)ましてや日本の需要を満たすことなど、とてもできなかった。日本人には大豆製品の需要があったので、佐藤首相はニクソンに連絡した。ニクソンは冷淡にこう説明した「(i)イリノイ州の農家の行動に影響を与えるために私ができることは何もない。契約した分の大豆はすべて供給するが、それ以上は一切しない」あいにく、これはニクソンが不誠実であるという事例ではなく、日本人が(j)交渉の最中における契約の条件にもっと厳密に注意を払っておくべき状況だったのだ。

[解答]

問1 (ア)② (イ)④ (ウ)① (エ)③ (オ)②
問2 (a)② (b)① (c)④ (d)④ (e)④
　　(f)③ (g)② (h)① (i)② (j)④
問3 (A)② (B)④ 　問4 ③
問5 [1]② [2]② [3]① [4]② [5]②
　　[6]① [7]①

Ⅱ　出題者が求めたポイント

[解答]

問1② 問2② 問3② 問4② 問5②
問6① 問7① 問8③ 問9② 問10①

Ⅲ　出題者が求めたポイント

[解答]

問1② 問2② 問3② 問4② 問5①
問6② 問7① 問8② 問9② 問10②

Ⅳ　出題者が求めたポイント

問1. see O doing：Oが〜しているのを見る
　　cf：see O do：Oが〜するのを見る
問2. A is known to B：AはBに知られている(to：〜に対して)
　　cf：A is known for B：AはBで知られている(理由の for)
問3. hear one's name called：名前が呼ばれるのを聞く
問4. is to = can
問5. cannot help doing：思わず〜してしまう
　　(= cannot help but do = cannot but do)

[解答]

問1③ 問2③ 問3① 問4② 問5②

Ⅴ　出題者が求めたポイント

問1. owe A B：AにBを借りている(= borrow B from A)
問2. 第4文型をとれるのは tell のみ。
問3. let O do：Oが〜するのを許可する(= allow O to do)
　　cf：make O do：Oに無理矢理〜させる(= force O to do)
問4. remind A of B：AにBを思い出させる
問5. cost A B：AにB(損失・犠牲)を支払わせる
問6. live up to one's expectations：期待に応える
問7. It makes no difference to A whether 〜：〜しようとしまいとAにはどうでもよい
　　(= It doesn't matter to A whether 〜)
問8. call off 〜：〜を中止する(= cancel)
問9. put up with 〜：〜に我慢する(= endure, tolerate)
問10. out of the question：不可能だ(= impossible)
問11. come across 〜：〜にばったり出会う
　　(= happen to see 〜 = see 〜 by chance)
問12. in case (that) SV：SがVする場合に備えて
　　cf：for fear (that) S should V：SがVするといけないから
問13. make up one's mind to V：Vしようと決心する
　　(= decide to V = determine to V)
問14. take A for B：AをBと間違える(= mistake A for B)
問15. get tired of 〜：〜に飽きる(= get bored with 〜)

[解答]

問1② 問2② 問3④ 問4④ 問5③
問6② 問7① 問8② 問9② 問10②
問11④ 問12① 問13③ 問14④ 問15③

徳島文理大学（薬）　25年度　（30）

数　学

解答

25年度

I 出題者が求めたポイント

(1)（数学II・対数関数）

$\log_a b = \dfrac{\log_c b}{\log_c a}$, $\log_c \mathrm{M}^r = r\log_c \mathrm{M}$

すべてのlogを底が2に合わせる。

(2)（数学II・複素数）

$(a+b)(a-b) = a^2 - b^2$を利用し，分母を有理化する。

(3)（数学I・不等式）

$x<1$, $1 \leqq x<3$, $3 \leqq x$の3つの場合に分けて絶対値をはずし不等式を解く。

(4)（数学II・図形と方程式）

2曲線（直線も含まれる）$f=0$, $g=0$が共有点をもつとき，曲線$f+kg=0$（kは定数）もこの共有点を通る。

$x^2 + y^2 - 2x - y + 1 + k(2x - y - 1) = 0$として，原点を通ることより$k$を求め，平方完成する。

〔別解〕

連立方程式より2つの交点を求める。

$(x-a)^2 + (y-b)^2 = r^2$として，通る点を代入し連立方程式で，a, b, rを求める。

(5)（数学B・ベクトル）

$\cos \angle \mathrm{AOB} = \dfrac{\mathrm{OA}^2 + \mathrm{OB}^2 - \mathrm{AB}^2}{2\mathrm{OA} \cdot \mathrm{OB}}$

$\overrightarrow{\mathrm{OA}} \cdot \overrightarrow{\mathrm{OB}} = \mathrm{OA} \cdot \mathrm{OB} \cos \angle \mathrm{AOB}$

(6)（数学II・三角関数）

$(\sin \alpha + \cos \beta)^2 + (\cos \alpha + \sin \beta)^2$を計算する。

$\sin(\alpha + \beta) = \sin \alpha \cos \beta + \sin \beta \cos \alpha$

(7)（数学A・場合の数）

1が3枚，2枚，1枚のときの場合に分けて数える。

〔解答〕

(1) $\dfrac{\log_2 16}{\log_2 25} = \log_2 5 \dfrac{4}{2\log_2 5} = 2$

(2) $\dfrac{(5+i)(3-i)}{(3+i)(3-i)} = \dfrac{8-i}{5}$

(3) $x<1$のとき，$-2(x-1) - (x-3) \leqq 5$

$x \geqq 0$　より　$0 \leqq x < 1 \cdots\cdots$①

$1 \leqq x < 3$のとき，$2(x-1) - (x-3) \leqq 5$

$x \leqq 4$　より　$1 \leqq x < 3 \cdots\cdots$②

$3 \leqq x$のとき，$2(x-1) + (x-3) \leqq 5$

$x \leqq \dfrac{10}{3}$　より　$3 \leqq x \leqq \dfrac{10}{3} \cdots\cdots$③

①②③より　$0 \leqq x \leqq \dfrac{10}{3}$　整数は0, 1, 2, 3

従って，整数の個数は，4個

(4) $x^2 + y^2 - 2x - y + 1 + k(2x - y - 1) = 0$

原点を通るので，$1 - k = 0$　∴$k=1$

$x^2 + y^2 - 2x - y + 1 + 2x - y - 1 = 0$

$x^2 + y^2 - 2y = 0$　より　$x^2 + (y-1)^2 = 1$

円の中心は$(0, 1)$，半径は1

〔別解〕

直線は$y = 2x - 1$

$x^2 + (2x-1)^2 - 2x - (2x-1) + 1 = 0$　より

2つの交点は，$\left(\dfrac{3}{5}, \dfrac{1}{5}\right)$, $(1, 1)$

円の方程式を$(x-a)^2 + (y-b)^2 = r^2$　とする。

$\left(\dfrac{3}{5} - a\right)^2 + \left(\dfrac{1}{5} - b\right)^2 = r^2$, $(1-a)^2 + (1-b)^2 = r^2$

$a^2 + b^2 = r^2$　より　$a=0$, $b=1$, $r=1$

(5) $\cos \angle \mathrm{AOB} = \dfrac{9 + 25 - 49}{2 \cdot 3 \cdot 5} = -\dfrac{1}{2}$

$\overrightarrow{\mathrm{OA}} \cdot \overrightarrow{\mathrm{OB}} = 3 \cdot 5 \cdot \left(-\dfrac{1}{2}\right) = -\dfrac{15}{2}$

(6) $\sin^2 \alpha + 2\sin \alpha \cos \beta + \cos^2 \beta = \dfrac{1}{4}$

$\cos^2 \alpha + 2\cos \alpha \sin \beta + \sin^2 \beta = \dfrac{1}{9}$

$1 + 2(\sin \alpha \cos \beta + \cos \alpha \sin \beta) + 1 = \dfrac{13}{36}$

$\sin(\alpha + \beta) = \dfrac{1}{2}\left(\dfrac{13}{36} - 2\right) = -\dfrac{59}{72}$

(7) 1が3枚のとき，1の桁の位置は${}_4\mathrm{C}_3$通り

残りは2と3だから，${}_4\mathrm{C}_3 \cdot 2 = 8$（個）

1が2枚のとき，1の桁の位置は${}_4\mathrm{C}_2$通り

残り2ヶ所と選ばないの3つのうち1ヶ所に3を入れて，余ったところに2を入れるので，

${}_4\mathrm{C}_2 \cdot {}_3\mathrm{C}_1 = 18$（個）

1が1枚のとき，残りに2を2枚，3を1枚入れる。

${}_4\mathrm{C}_1 \cdot {}_3\mathrm{C}_2 = 12$（個）

従って，$8 + 18 + 12 = 38$（個）

（答）

(1)

ア
2

(2)

イ	ウ	エ
8	1	5

(3)

オ
4

(4)

カ	キ	ク
0	1	1

(5)

ケ	コ	サ	シ
−	1	5	2

(6)

ス	セ	ソ	タ	チ
−	5	9	7	2

(7)

ツ	テ
3	8

II 出題者が求めたポイント（数学B・数列）

1 階差数列$b_n = a_{n+1} - a_n$を計算する。

(1) $a_9 = 49 + b_8$, $a_{10} = a_9 + b_9$

(2) 初項b_1，公差dの等差数列の一般項b_nは，

$b_n = b_1 + d(n-1)$

(3) $a_n = a_1 + \displaystyle\sum_{k=1}^{n} b_k \, (n \geqq 2)$

$\displaystyle\sum_{k=1}^{n} k = \dfrac{1}{2}n(n+1)$, $\displaystyle\sum_{k=1}^{n} \mathrm{C} = \mathrm{C}n$

2 $\{d_n\}$の初項をd_1とする。

(1) $c_n = a_n - d_n$を計算し，定数項を0とする。

(2) 定数項が0よりd_1を求める。1の(2)よりd_nを求める。

徳島文理大学（薬） 25 年度 （31）

〔解答〕

1. $42, 37, 34, 33, 34, 37, 42, 49, \cdots$

$\quad$ ∨ ∨ ∨ ∨ ∨ ∨ ∨

$\quad -5 \ -3 \ -1 \ \ 1 \ \ 3 \ \ 5 \ \ 7$

(1) $a_9 = 49 + 9 = 58$, $a_{10} = 58 + 11 = 69$

(2) $\{b_n\}$は初項が-5, 公差が2の等差数列。

$\quad b_1 = -5$

$\quad b_n = -5 + 2(n-1) = 2n - 7$

(3) $a_n = 42 + \sum_{k=1}^{n-1}(2k - 7)$

$\qquad = 42 + 2 \cdot \frac{1}{2}(n-1)n - 7(n-1)$

$\qquad = n^2 - 8n + 49$

2 $\{d_n\}$の初項をd_1とする。

$\quad d_n = d_1 - 7(n-1) = -7n + d_1 + 7$

(1) $c_n = n^2 - 8n + 49 - (-7n + d_1 + 7)$

$\qquad = n^2 - n + 42 - d_1$

$\quad$ 定数項が0より, $c_n = n^2 - n$

(2) $42 - d_1 = 0$　　従って, $d_1 = 42$

$\quad d_n = -7n + 42 + 7 = -7n + 49$

(答)

1 (1)

ア	イ
6	9

(2)

ウ	エ	オ
5	2	7

(3)

カ	キ	ク	ケ
2	8	4	9

2 (1)

コ
2

(2)

サ	シ	ス	セ	ソ
4	2	7	4	9

Ⅲ 出題者が求めたポイント（数学Ⅱ・微分積分）

$y = 1$と$y = x^2$の交点を求める。交点は± 1

(1)① Cのx座標$\geqq -1$, Bのx座標$\leqq -1$

$\quad x$が-1からtまで積分する。

② Cのx座標$\leqq 1$, Bのx座標$\geqq -1$

$\quad x$が$t-1$からtまで積分する。

③ Cのx座標$\geqq 1$, Bのx座標$\leqq 1$

$\quad x$が$t-1$から1まで積分する。

(2)それぞれの場合において, Sをtで微分して, 増減表をつくる。

〔解答〕

(1)$y = 1$と$y = x^2$の交点は, $x^2 = 1$

$\quad$ よって, $x = -1, 1$

$\quad$ A, Bのx座標$t-1$, C, Dのx座標t

① $t \geqq -1$, $t-1 \leqq -1$より, $-1 \leqq t \leqq 0$のとき,

$\quad S = \int_{-1}^{t}(1 - x^2)\,dx = \left[x - \frac{1}{3}x^3\right]_{-1}^{t}$

$\qquad = \left(t - \frac{1}{3}t^3\right) - \left(-1 + \frac{1}{3}\right) = -\frac{1}{3}t^3 + t + \frac{2}{3}$

② $t \leqq 1$, $t-1 \geqq -1$ より $0 \leqq t \leqq 1$のとき,

$\quad S = \int_{t-1}^{t}(1 - x^2)\,dx = \left[x - \frac{1}{3}x^3\right]_{t-1}^{t}$

$\qquad = \left(t - \frac{1}{3}t^3\right) - \left\{(t-1) - \frac{1}{3}(t-1)^3\right\}$

$\qquad = t - \frac{1}{3}t^3 + \frac{1}{3}t^3 - t^2 + \frac{2}{3}$

$\qquad = -t^2 + t + \frac{2}{3}$

③ $t \geqq 1$, $t-1 \leqq 1$ より $1 \leqq t \leqq 2$のとき,

$\quad S = \int_{t-1}^{1}(1 - x^2)\,dx = \left[x - \frac{1}{3}x^3\right]_{t-1}^{1}$

$\qquad = \left(1 - \frac{1}{3}\right) - \left\{(t-1) - \frac{1}{3}(t-1)^3\right\}$

$\qquad = \frac{2}{3} + \frac{1}{3}t^3 - t^2 + \frac{2}{3} = \frac{1}{3}t^3 - t^2 + \frac{4}{3}$

(2)① $-1 \leqq t \leqq 0$のとき,

$\quad S' = -t^2 + 1 = -(t+1)(t-1)$

② $0 \leqq t \leqq 1$のとき,

$\quad S' = -2t + 1$

③ $1 \leqq t \leqq 2$のとき,

$\quad S' = t^2 - 2t = t(t-2)$

t	-1		0		$\frac{1}{2}$		1		2
S'		$+$		$+$	0	$-$		$-$	
S		↗		↗		↘		↘	

よって, Sは$t = \frac{1}{2}$のとき最大となる。

最大値Mは, $M = -\left(\frac{1}{2}\right)^2 + \frac{1}{2} + \frac{2}{3} = \frac{11}{12}$

(答)

(1)①

ア	イ	ウ	エ	オ
1	3	1	2	3

②

カ	キ	ク	ケ	コ
1	1	1	2	3

③

サ	シ	ス	セ	ソ	タ
2	1	3	1	4	3

(2)

チ	ツ	テ	ト	ナ	ニ
1	2	1	1	1	2

徳島文理大学（薬）　25年度　（32）

化　学

解答

25年度

Ⅰ 　出題者が求めたポイント…モル、分子構造、イオン半径、濃度に関する基本的な問題

問1.(ア)a：正：：ドライアイスCO_2(分子量44)ではCとOは共有結合をしている。また、CとOの電子数は原子番号と同じで、それぞれ6と8である。CO_2 1分子当たりの電子数は、$6+8\times2=22$。CO_2 4.4(g)では
　$22\times(4.4/44)\times6.0\times10^{23}=1.32\times10^{24}$(個)

　b：誤：$(4.4/44)\times22.4=2.24$(L)

　c：誤：ドライアイスは、1気圧では液体にならない。ドライアイスは1気圧では昇華する。

　d：正：CO_2は無極性分子で、分子間に働く力はファンデルワールス力である。

(イ)(1)(答)SiO_2は共有結合性の化合物で、電気の不導体。
　(2)水銀は金属で、液体の状態でも電気の良導体。
　(3)黒鉛は自由電子を持ち、電気の良導体。
　(4)NaClは融解状態ではNa^+とCl^-が自由に動けるので電気を通す。
　(5)(答)ショ糖も水も共有結合をしているので、電気は通さない。

(ウ)・周期表の下の周期の原子のイオンは、上の周期の原子のイオンより半径は大きい(最外殻が原子核より、より離れるため)。
・同じ電子配置なら、陰イオンは陽イオンより半径は大きい。
・同じ周期の陰イオン(同じ電子配置)では、イオンの価数が大きいほど半径は大きい(同じ電子配置のイオンなら、原子番号が大きいほどイオンの半径は小さい)。
・同じ周期の陽イオン(同じ電子配置)では、イオンの価数が大きいほど半径は小さい。

(1)O^{2-}：K(2)L(8)　　(2)S^{2-}：K(2)L(8)M(8)
(3)F^-：K(2)L(8)　　(4)Cl^-：K(2)L(8)M(8)
(5)Na^+：K(2)L(8)　　(6)K^+：K(2)L(8)M(8)
(7)Mg^{2+}：K(2)L(8)　　(8)Ca^{2+}：K(2)L(8)M(8)

a：イオン半径の最も小さいものは(7)Mg^{2+}
b：イオン半径の最も大きいものは(2)S^{2-}
c：陽子数は原子番号に一致するので、原子番号が最も大きいのはCa^{2+}

問2.$(NH_4)_2SO_4+2NaOH\rightarrow2NH_3+Na_2SO_4+2H_2O$
　発生したNH_3は、$3.36/22.4=0.15$(mol)
　$(NH_4)_2SO_4$ 1molからNH_3は2mol発生するので、$(NH_4)_2SO_4$の濃度をx(mol/L)とすると
　$x\times(250/1000)\times2=0.15$
　$x=0.30$(mol/L)

問3.x(mL)用いたとする。
　$x\times1.03\times(3.5/100)=10$
　$x=277.4=277$(g)

[解答]
(1)③　(2)と(3)①と⑤(順不同)　(4)⑦　(5)②
(6)⑧　(7)②　(8)①

Ⅱ 　出題者が求めたポイント…中和、酸化還元、熱化学、化学平衡の移動に関する基礎的な問題

問1.(ア)$Ca(OH)_2+2HCl\rightarrow CaCl_2+2H_2O$
　$Ca(OH)_2$の濃度をx(mol/L)とする。$Ca(OH)_2$は2価。
　$2\times x\times(50/1000)=0.10\times(10/1000)$
　$x=0.01$(mol/L)
　よって、$Ca(OH)_2$(式量74)は、$0.01\times74=0.74$(g)

(イ)a：正確に1Lとするには、メスフラスコを用いる。
　b：滴定する液体の体積は、ビュレットで読み取る。

問2.a：誤：酸化剤は相手を酸化し、自分は還元される。

　b：正：$Cl_2+2e^-\rightarrow2Cl^-$
　Cl_2 1molに対して電子2mol

　c：誤：酸化還元反応ではない。酸化数の変化する原子はない。

　d：正：$KMnO_4\rightarrow K^++MnO_4^-$
　Mnの酸化数をxとする。$x+4\times(-2)=-1$
　$x=+7$

問3.$C_2H_6+(7/2)O_2=2CO_2+3H_2O+QkJ$
　問題文の式(a)、(b)、(c)は、それぞれCO_2、H_2O、C_2H_6の生成熱を表している。単体O_2の生成熱は0。
　(生成物の生成熱)－(反応物の生成熱)＝(反応熱)
　$Q=2\times394+3\times286-84=1562$(kJ)

(別解)式(a)$\times2$＋式(b)$\times3$－式(c)で、C、H_2を消し、C_2H_6を移項する。同時に熱を計算する。

問4.$N_2+3H_2\rightleftharpoons2NH_3+2\times46kJ$
　a：正：発熱反応なので、温度を低くすると平衡は右に移動する。
　b：誤：温度を高くすると、速く平衡に達する。
　c：誤：触媒は平衡に影響しない。平衡に達する時間を短くする。
　d：正：温度が低いと、反応速度は小さくなる。

[解答]
(9)①　(10)③　(11)⑤　(12)⑤　(13)⑤　(14)③

Ⅲ 　出題者が求めたポイント…金属を中心にした無機化合物の性質に関する基本問題

問1.a：$Fe^{2+}+K_4Fe(CN)_6\rightarrow$(青白色沈殿)
　Fe^{3+}なら濃青色沈殿。

　b：$Al^{3+}+3OH^-\rightarrow Al(OH)_3$(白色沈殿)
　$Al(OH)_3$はアンモニアには溶けないが、塩基性の強いNaOHには溶ける。
　$Al(OH)_3+OH^-\rightarrow Al(OH)_4^-$(溶解する)

　c：$Zn^{2+}+2OH^-\rightarrow Zn(OH)_2$(白色沈殿)
　$Zn(OH)_2$は過剰のアンモニアに溶ける。
　$Zn(OH)_2+4NH_3\rightarrow Zn(NH_3)_4^{2+}$(溶解)$+2OH^-$

　d：$Cu^{2+}+2OH^-\rightarrow Cu(OH)_2$(青白色沈殿)
　$Cu(OH)_2+4NH_3$
　　$\rightarrow Cu(NH_3)_4^{2+}$(濃青色溶液)$+2OH^-$

　e：$Ag^++NaI\rightarrow AgI$(黄色沈殿)$+Na^+$

問2. a：正：$2F_2 + 2H_2O \rightarrow 4HF + O_2$
　b：誤：HFは弱酸性。これ以外のハロゲン化水素は強酸性。
　c：誤：塩化水素を水に溶かしたものは塩酸。
　d：正：ハロゲン化水素の中ではHFが最も沸点が高い。これはHFの水素結合による。
　　　　沸点はHF＞HI＞HBr＞HCl
問3.(1)：誤：Pbは重金属。
　(2)：正：Pbは両性金属。
　(3)：誤：Pbは塩酸とは反応しない。また，塩化物($PbCl_2$)は水に不溶。
　(4)：誤：黒色の沈殿を生成する。
　　　　$Pb^{2+} + H_2S \rightarrow PbS$(黒色沈殿)$+ 2H^+$
　(5)：正：$PbSO_4$は水に不溶。

[解答]
(15)④　(16)②　(17)⑥　(18)③　(19)①　(20)③
(21)と(22)②と⑤(順不同)

Ⅳ 出題者が求めたポイント…芳香族化合物，アミノ酸，糖に関する基礎的な問題
問1.(ア)元素分析から
　C：$35.2 \times (12/44) = 9.6$(mg)
　H：$7.2 \times (2/18) = 0.8$(mg)
　O：$13.6 - (9.6 + 0.8) = 3.2$(mg)
　C：H：O＝$(9.6/12):(0.8/1):(3.2/16) = 4:4:1$
　組成式C_4H_4O　　また，問題の選択肢を参考にすると分子式は$C_8H_8O_2$
　これに相当する選択肢は(2)$C_6H_5COOCH_3$
　(3)$C_6H_4(CH_3)COOH$　(5)$C_6H_5OCOCH_3$
　NaOHで加水分解後，酸性にすると2種類の化合物B，Cが生成することから，化合物Aはエステルである。また，化合物Cは，文意からフェノールと考えられるので，Aは(5)と決まる。加水分解反応は次の通り。
　　$C_6H_5OCOCH_3 + H_2O$
　　　　$\rightarrow CH_3COOH$(化合物B)$+ C_6H_5OH$(化合物C)
　化合物C(フェノール)は次のようにしても合成できる。
　　$C_6H_6 \rightarrow$(濃硫酸)$\rightarrow C_6H_5SO_3H \rightarrow C_6H_5SO_3Na \rightarrow$
　　(NaOH融解：酸性)$\rightarrow C_6H_5OH$
(イ)化合物B(酢酸)はエタノールとエステル(酢酸エチル)を作る。
　　$CH_3COOH + C_2H_5OH \rightarrow CH_3COOC_2H_5 + H_2O$
(ウ)(1)：正：$CH_3COOH + NaHCO_3$
　　　　　　　$\rightarrow CH_3COONa + H_2O + CO_2$
　(2)：誤：(答)エタノールの酸化で得られる。
　　$C_2H_5OH \rightarrow$酸化$\rightarrow CH_3CHO$(アセトアルデヒド)
　　　　$\rightarrow$酸化$\rightarrow CH_3COOH$
　　なお，メタノールの酸化では，ホルムアルデヒドを経て，二酸化炭素と水となる。
　(3)：正：
　(4)：正：
　(5)：正：CH_3-COOHで，COOHはカルボキシ基。
(エ)a：誤：OHがあるが飽和アルコールではない。

　b：誤：アミノ基はない。
　c：誤：水にはあまり溶けず，弱い酸性。
　d：正：次のように反応する。
　　$C_6H_5OH \rightarrow$(Br_2反応)
　　　　$\rightarrow C_6H_2(Br_3)OH$(2,4,6-トリブロモフェノール)
　e：正：ベンゼン環にOHが結合しているので塩化鉄(Ⅲ)反応をする。
問2.(ア)アミノ酸$RCH(NH_2)COOH$
　陽イオンの状態　$RCH(NH_3^+)COOH$　…〔1〕
　陰イオンの状態　$RCH(NH_2)COO^-$　…〔2〕
　双性イオンの状態　$RCH(NH_3^+)COO^-$　…〔3〕
　a：電荷が全体で0となるpHを等電点という。
　b：pHが小さいというのは，H^+が多いということである。そのためアミノ酸はH^+と結合して，陽イオンとなる。〔1〕の構造となっている。
　c：陽イオンは電圧をかけると陰極に移動する。
(イ)a：誤：電気泳動という。
　b：正：
　c：誤：グリシン$CH_2(NH_2)COOH$には不斉炭素原子はない。
　d：正：アミノ酸は水に良く溶ける。
(ウ)グリシン(G)2個とアラニン(A)2個の組み合わせは次の4種類。
　〔1〕：G-G-A-A　　〔2〕：G-A-G-A
　〔3〕：G-A-A-G　　〔4〕：A-G-G-A
　また，〔1〕と〔2〕には次のように，それぞれ2種類の異性体がある。
　〔1〕：H_2N-G-G-A-A-COOH
　　同様に　HOOC-G-G-A-A-NH_2
　〔2〕：H_2N-G-A-G-A-COOH
　　　　HOOC-G-A-G-A-NH_2
　結局，構造異性体は6種類。
問3.(ア)グルコースが2分子結合したマルトースである。
(イ)(1)：正：α-グルコースが結合している。
　(2)：誤：α-グルコースが結合している。
　　なお，β-グルコースが2分子結合すると，セロビオース(さらに結合するとセルロース)となる。
　(3)：正：図の右のグルコースの右端の部分に還元性がある。
　(4)：誤：左のグルコースは鎖状構造にならない。
　(5)：誤：アミラーゼはデンプンをマルトースにする酵素。
(ウ)グリコシド結合という。

[解答]
(23)⑤　(24)②　(25)②　(26)⓪　(27)③　(28)⑤
(29)⑥　(30)③　(31)と(32)①と③(順不同)　(33)③

徳島文理大学　薬学部入試問題と解答

平成 30 年 7 月 12 日　初版第 1 刷発行

編　集　みすず学苑中央教育研究所

発行所　株式会社ミスズ　　　　　　　　　　定価　本体 3,600 円＋税

〒167−0053

東京都杉並区西荻南 2 丁目 1 7 番 8 号

ミスズビル 1 階

電　話　0 3（5 9 4 1）2 9 2 4（代）

印刷所　タカセ株式会社

本書の一部又は全部の複製、転写、コピーは著作権に触れるので禁止する。

●本シリーズ掲載の入試問題について、万一、掲載許可手続きに遺漏や不備があると思われる
ものがありましたら、当社までお知らせ下さい。

●乱丁・落丁等につきましてはお取り替えいたします。

●内容についてのお問合せは、具体的な質問内容を明記のうえ、ハガキ・封書を当社宛にお送
りいただくか、もしくは下記のメールアドレスまでお問合せ願います。

〈 お問合せ用メールアドレス：info-mgckk@misuzu-gakuen.jp 〉